Astrid Büscher

DIE 1 TAGES-DIÄT

Bibliografische Information der Deutschen Nationalbibliothek
Die Deutsche Nationalbibliothek verzeichnet diese Publikation in der Deutschen Nationalbibliografie. Detaillierte bibliografische Daten sind im Internet über http://dnb.d-nb.de abrufbar.

Für Fragen und Anregungen:
info@rivaverlag.de

Originalausgabe
1. Auflage 2017

Nymphenburger Straße 86
D-80636 München
Tel.: 089 651285-0
Fax: 089 652096

Redaktion: Anke Wellner-Kempf
Umschlaggestaltung: Manuela Amode, München
Umschlagabbildung: Shutterstock/elenabsl
Illustrationen im Innenteil: evoletics – ein Produkt der science on field GmbH
Layout und Satz: Daniel Förster, Belgern
Druck: GGP Media GmbH, Pößneck
Printed in Germany

ISBN Print 978-3-7423-0074-4
ISBN E-Book (PDF) 978-3-95971-213-2
ISBN E-Book (EPUB, Mobi) 978-3-95971-214-9

Weitere Informationen zum Verlag finden Sie unter:

www.rivaverlag.de

Beachten Sie auch unsere weiteren Verlage unter www.m-vg.de.

Astrid Büscher

Die 1-Tages-Diät

Spielend leicht abnehmen mit intermittierendem Fasten

riva

INHALT

1

GUT FÜR FIGUR, KOPF UND GESUNDHEIT

Spätestens wenn wieder mal der Hosenbund zwickt und die nächste Kleidergröße erforderlich wird, ist es Zeit, die Notbremse zu ziehen. Auf der Suche nach dem idealen Weg zum schlanken Körper und zu mehr Wohlbefinden stellen wir natürlich – oft zum x-ten Mal – unsere Essgewohnheiten auf den Prüfstand und geloben Besserung. Doch mancher engagierte Versuch abzunehmen scheitert. Warum? Weil dauerhaftes Kalorienzählen und einseitige Entbehrungen uns im Alltag überfordern. Schließlich sind wir von Essensangeboten umgeben. Wo wir gehen und stehen, locken Snacks, Getränke und Süßigkeiten. Kein Wunder, dass die innere Kraft oft nicht reicht, um 100-mal täglich »Nein danke!« zu sagen. Bei Dauerdiäten sind die Abbruchraten deshalb hoch und die Erfolgsraten niedrig.

Was haben wir nicht alles schon versucht, um schlanker, fitter und leistungsfähiger zu werden: Superfoods, Vitamine, Eiweißdrinks und Wundermittel aus der Apotheke. Nichts hat geholfen. Aber was tun? Wie geht kluges Abnehmen? Dieser Frage gehen Wissenschaftler in aller Welt nach. Sie erforschen die verschlungenen Wege unseres Stoffwechsels und überprüfen das Entstehen und Vergehen unzähliger Substanzen, um herauszufinden, wie man den Körper schlank, stark und vital hält. Auch in unseren Genen suchen sie, was uns die Ahnen als erbliche Ausstattung mit auf den Weg gegeben haben.

DER SUPERSIMPLE WEG

Die 1-Tages-Diät ist die vielleicht bequemste Diät der Welt. Verblüffend, wie viel Zeit man spart, wenn man sich nicht ums Essen kümmern muss. Weil man an Fastentagen fast immer hochaktiv und doppelt so kreativ ist wie an Tagen mit voller Verpflegung, erledigt man meist viel mehr als sonst. Den Kalender können Sie sich an diesen Tagen also ruhig vollpacken. Am nächsten Tag kehren Sie gelassen zum gewohnten Essrhythmus zurück. Wer einen Tag pro Woche stark ist, kann den Rest der Zeit ohne Diät und Vorschriften leben. Natürlich ist es trotzdem klug, es mit dem Essen in fastenfreien Zeiten nicht zu übertreiben. Wer auf eine einigermaßen gesunde Zusammenstellung der Speisen setzt, profitiert doppelt. Das fällt übrigens von Woche zu Woche leichter, denn die Fastentage unterstützen gesundes Essverhalten: Die Lust auf Süßes verschwindet. Es wird zusehends einfacher, auf Zwischenmahlzeiten zu verzichten und die Abende ohne Snackattacken zu genießen. Nicht zuletzt stärkt jeder erfolgreich bewältigte Fastentag das Selbstbewusstsein und die Zuversicht, weiterhin erfolgreich abzunehmen.

KONVENTIONELLE FASTENMETHODEN

Längere kontinuierliche Fastenzeiten sind bei Medizinern und Ernährungsexperten hochumstritten. Vor allem für Menschen mit chronischen Erkrankungen bergen sie Risiken. Hält der Nahrungsentzug über längere Zeit an, fasst der Körper ihn als lebensbedrohliche Hungersnot auf. Dann kämpft er mit all seinen Mitteln dagegen an, fährt seinen Bedarf herunter, aktiviert Eiweißreserven in den Muskeln und schaltet auf Alarm. Intermittierendes Fasten (Kurzzeitfasten) besitzt diesen Nachteil nicht. Physiologisch betrachtet hat die 1-Tages-Diät deshalb kaum Ähnlichkeit mit den folgenden länger anhaltenden Fastenformen.

- **Heilfasten:** Nach sogenannten Entlastungstagen mit leichter Kost und einer gezielten Darmentleerung durch Abführmittel und/oder Einläufe folgt eine ein- bis vierwöchige Fastenzeit mit Mineralwasser, Tee und Brühe. Danach sollen Aufbautage mit kalorienarmer, leicht verdaulicher Kost die Rückkehr zu normalem Essen erleichtern.

- **Modifiziertes Fasten:** Anstelle von fester Nahrung nehmen Fastende neben kalorienfreien Getränken industriell hergestellte Pulvershakes oder Instantsuppen mit hohem Eiweißgehalt zu sich. Dies soll dem sonst unvermeidlichen Muskelabbau entgegenwirken. Die Methode wird noch oft in medizinischen Therapiezentren angeboten.

- **Strenges Fasten oder Nulldiät:** Für unbestimmte Zeit gibt es keine feste Nahrung, nur energiefreie Getränke wie Wasser oder Tee. Das Fehlen von Ballaststoffen kann dabei Darm und Darmflora schädigen – mit weitreichenden Folgen. Wegen einer Vielzahl von Risiken soll diese Methode, wenn überhaupt, nur unter ärztlicher Aufsicht durchgeführt werden.

Intermittierendes Fasten: ein schlankes Prinzip

Intermittierendes Fasten ist keine neue Modediät. Genau genommen ist es überhaupt keine Diät, sondern eine Ernährungsstrategie, die im Alltag dabei hilft, gesund und schlank zu werden und zu bleiben. Das Konzept ist simpel: Einen Tag pro Woche muss man stark sein, den Rest der Zeit lebt man ohne Kalorienzählen und strenge Vorschriften. Kein Verzicht auf Lieblingsgerichte, keine verbotenen Lebensmittel, kein erhobener Zeigefinger! Dafür gibt es eine klare Ansage für den Fastentag. Und die heißt: Heute ist Kalorienpause! Köstliche Brühen, aromatische Tees und erfrischende Aroma-Drinks (ab Seite 81) erleichtern das Durchhalten. Zusätzlich gibt es Bewegungs- und Motivationshilfen sowie Rezepte für die Tage vor und nach dem Fasten. Das Beste daran: Jeder kann mitmachen. Auch wer eigentlich vegetarisch oder vegan lebt, wer Low Carb liebt oder Paläo-Spezialitäten mag, ist bei der 1-Tages-Diät richtig. Nicht einmal Allergien, Unverträglichkeiten oder besondere Veranlagungen sind Hürden zum Abnehmen mit dieser flexiblen Methode.

Viele Namen für eine gute Sache

Die 1-Tages-Diät ist kein Abnehmprogramm, sondern mit einem Fastentag pro Woche ein flexibler Essrhythmus, der gesunde Abläufe im Körper unterstützt und Hungergefühle auf natürliche Weise reguliert. Überflüssige Pfunde bleiben dabei auf der Strecke, der gefürchtete Jo-Jo-Effekt entfällt. Man isst einfach zu bestimmten Zeiten und in bestimmten Abständen. Wie lang die Esspausen ausfallen und wie oft ein Fastentag angesetzt wird, kann letztlich jeder selbst entscheiden. Es gehört zu den größten Vorzügen dieser Methode, dass niemand in ein Schema gepresst wird. Bezeichnungen dafür gibt es viele. Experten nennen die Methode intermittierendes Fasten, manche sprechen von Kurzzeit- oder Teilzeitfasten, andere von Intervallfasten, periodischem oder zyklischem Fasten. Gemeint ist immer das Gleiche: Man wechselt zwischen Zeiten der Nahrungsaufnahme und der Nahrungskarenz. Einfacher gesagt: Regelmäßig eine Kalorienpause einlegen und dann wieder entspannt essen.

Altes Erbe in modernen Zeiten

Die meisten von uns essen heutzutage drei Mahlzeiten täglich – plus einige Snacks. Doch aus der Perspektive der menschlichen Entwicklungsgeschichte betrachtet sind solche Essensmuster anormal. Das schrieb kürzlich eine internationale Gruppe von Forschern in dem renommierten Fachblatt *Proceedings of the National Academy*. Unsere frühen Vorfahren lebten über Millionen von Jahren mit Fastenzeiten. Mal gab es viel zu essen, mal wenig, mal war gar nichts da. Schließlich konnten unsere vorzeitlichen Ahnen nicht einfach in den Supermarkt gehen oder schnell einen Lieferservice anrufen, wenn sie hungrig waren. Sie aßen nur, wenn sie etwas fanden oder erjagten. Wir Menschen erlebten seit Anbeginn wechselnde Perioden des Essens und Nichtessens, dafür sind wir gemacht. Aktuelle Forschungen zeigen, dass dieser Gegensatz große Vorteile bietet. Der kurze Verzicht aufs Essen verhütet und heilt Krankheiten wirkungsvoller als Medikamente.

Heute fasten, morgen wieder satt essen

Der Begriff »Fasten« kann heute alles Mögliche bedeuten. Schon immer spielten dabei in allen Kulturen religiöse Vorstellungen eine Rolle. Heute gehören diverse Fastenformen zum modernen Lifestyle. Da gilt sogar der Verzicht auf lieb gewordene Laster wie die übermäßige Nutzung des Smartphones als Fasten. Doch meistens ist noch immer die Entbehrung fester Nahrung gemeint. Oft werden auch nur bestimmte Lebensmittel wie etwa Fleisch, Zucker oder Getreide gemieden. Es gibt Methoden, bei denen der Fastende bis zu fünfmal täglich frisches Obst und Gemüse oder Säfte zu sich nimmt. Mal wird beim Wandern gefastet, mal in der Wellnesskur mit Semmeln und Milch.

Der Begriff des Heilfastens zum Zwecke der körperlichen Regeneration wurde von verschiedenen naturkundlichen Fastenärzten geprägt. Die bekanntesten waren Franz Xaver Mayr (1875–1965), Otto Buchinger (1878–1966) und Erich von Weckbecker (1920–2005). Sie empfahlen unter ihrer ärztlichen Anleitung Fastenzeiten zwischen 8 und 28 Tagen. Dabei handelten sie aus ihrer Erfahrung heraus, fundierte wissenschaftliche Grundlagen kannten die Naturheilärzte nicht. Die Fastenforschung boomt erst seit wenigen Jahren.

DIE BIOLOGIE DES SCHLANKEN KÖRPERS

Einen wichtigen Teil des Rätsels um die Regulierung unseres Körpergewichts hat Markus Stoffel, Professor am Institut für Molekulare Systembiologie der Eidgenössischen Technischen Hochschule Zürich, im Jahr 2009 gelüftet. Er fand heraus, dass für die Gesundheit und eine gute Figur letztendlich nicht die Kalorien ausschlaggebend sind, sondern vor allem strikte Esspausen. Stoffels Forschungsteam entdeckte eine entscheidende Schaltstelle in den Tiefen unserer Zellen: das Molekül FoxA2. Es springt an, wenn sich der Verdauungstrakt ausruht, weil er keine Nahrung verdauen muss. Die Entdeckung des schweizerischen Teams elektrisierte Forscher in aller Welt. Ihre Ergebnisse zeigen, dass unser Körper ohne Zeitspannen, in denen keine Nahrungsaufnahme erfolgt, nicht gesund bleiben kann. Er braucht Verdauungspausen, um sich zu regenerieren, und Fehler, die sich unweigerlich mit der Zeit in den Stoffwechsel einschleichen, zu beheben.

Der Hintergrund: Das Fastenmolekül FoxA2 hat einen mächtigen Gegenspieler – das körpereigene Hormon Insulin, das nach jeder

Mahlzeit ins Blut fließt, um den Blutzucker zu regulieren und die dringend benötigte Energie in jede Zelle zu schleusen. Doch wenn das Insulin regiert, verstummt FoxA2. Ohne das Fastenmolekül ruhen viele überlebenswichtige Stoffwechselprozesse. In Zeiten von Kalorienüberfluss und häufigen Mahlzeiten wird der Organismus träge, er spürt keine Veranlassung, die Nährstoffe aufzuräumen und zu recyceln. Wie immer, wenn das Spiel der Kräfte aus dem Gleichgewicht gerät, entstehen Probleme. Wird nichts repariert, aufgeräumt und entsorgt, vermüllen die Zellen. Regiert das Insulin zu lange und zu häufig, ist unsere Gesundheit in Gefahr. Eine gestörte Balance zwischen ausgiebigem Essen und Kalorienpausen reduziert unsere Lebenserwartung.

Auf den inneren Schlankmacher setzen

Erst wenn der Magen leer ist und es auch einige Stunden lang bleibt, schaltet sich FoxA2 wieder ein. Dann steigert das kleine Fastenmolekül die Fettverbrennung, regelt im Gehirn unseren Biorhythmus, den Schlaf und unseren Hunger. Dieser zentrale, uralte Mechanismus hält unser Leben in Schuss. Doch um zu funktionieren, braucht er kalorienfreie Zeiten, also die Esspausen, die für unsere frühen Vorfahren immer schon zum Leben gehörten. Wer dagegen, wie heute oft üblich, tagsüber häufig snackt und sich abends bis spät in die Nacht beiläufig diese und jene Kleinigkeit gönnt, bringt den Schutzschalter aus dem Takt. Dann verstummt unser bester Verbündeter, der innere Schlankmacher FoxA2. Viele von uns bemerken ja selbst, dass das Nonstop-Essen sie träge und unzufrieden macht. Doch was tun? Starre Diätregeln und Vorschriften, die nicht ins tägliche Leben passen, helfen erwiesenermaßen nicht. Die 1-Tages-Diät bietet für dieses Dilemma eine optimale Lösung an. Denn ihre einzige feste Regel lautet: einen Tag pro Woche nichts essen. Was sonst noch zu beachten ist, lässt sich problemlos individuell an jede Lebenssituation anpassen. Klingt gut? Ist es auch, und noch dazu leichter durchzuführen, als viele denken!

Uralt und neu zugleich

Mit den Ideen aus dem letzten Jahrhundert hat das moderne intermittierende Fasten also nicht viel gemein. Die 1-Tages-Diät ist keine Lightversion des Langzeitfastens, sondern ein smarter Essrhythmus mit Kalorienpause, dessen Wirkungen zurzeit weltweit erforscht werden. Die positiven Ergebnisse bringen selbst Experten zum Staunen. Kaum jemand hätte gedacht, dass sich kurzzeitiger Nahrungsverzicht auf den Körper so gesund auswirkt. Eines der Geheimnisse: Im Gegensatz zum Langzeitfasten geht der Körper bei der 1-Tages-Diät nicht in den Energiesparmodus, Nährstoffmangel ist also kein Thema.

Nein danke, ich bin satt

Viele von uns kennen echten Hunger kaum, weil sie es gewohnt sind, vorbeugend zu essen und den Magen mit stetigen kleinen Snacks halb gefüllt zu halten. Zum Glück hilft die 1-Tages-Diät, den Appetit zu regulieren. Ab der zweiten Woche steigt die Menge der Botenstoffe im Gehirn, die den Hunger ausbremsen und den Energieverbrauch erhöhen. Lästige Heißhungeranfälle verschwinden mit der Zeit, zu festen Zeiten tritt dagegen echter Hunger auf. Fastentage in guter Verfassung zu überstehen, ist daher viel einfacher, als man denkt. Das Gehirn lernt schnell und stellt sich jede Woche besser auf den neuen Essrhythmus ein. Hunger entsteht im Kopf und es ist eine Frage der Einstellung, wie wir ihn empfinden. Nehmen wir das Magenknurren entspannt wahr, wird uns klar: Wir müssen nicht unbedingt gleich essen, wenn wir hungrig sind. Vor allem, weil der Hunger meist nur zu den gewohnten Zeiten anklopft und – wenn er nicht erhört wird – erst einmal wieder verschwindet. Man muss mit den Signalen des Hungers also immer nur für kurze Zeit klarkommen. Schon ein Glas Leitungswasser wirkt. Wer ausreichend trinkt, kann getrost einen Tag aufs Essen verzichten, ohne sich gleich schlecht zu fühlen. Knurrt der Magen erneut, hilft der Gedanke, dass jetzt gerade ein paar Fettzellen dahinschmelzen, über die kritischen Momente. Die kurzen Fastenzeiten verleihen der 1-Tages-Diät Vorzüge, die weit über die Kalorienersparnis eines Tages hinausreichen. So fließt schon nach kurzer Zeit eine größere Menge des figurfreundlichen Hormons Adiponektin durch den Körper als vor der Diät. Dieser Botenstoff erhöht die Fettverbrennung, wirkt antientzündlich, antidiabetisch und beeinflusst die Gesundheit des Herzens positiv. Bei den Laborwerten zeigt sich die Heilwirkung der Diät oft schon nach wenigen wöchentlichen Fastentagen. Dann normalisiert sich zum Beispiel der Spiegel des C-reaktiven Proteins, ein Zeichen dafür, dass schleichende Entzündungen und Gewebeschäden im Körper abnehmen. Auch das Immunsystem profitiert, denn amerikanische Forscher haben nachgewiesen, dass dabei die Anzahl der Stammzellen ansteigt.

INTERMITTIERENDES FASTEN UND SEINE VARIANTEN

Ob man nur stundenweise auf Nahrung verzichtet oder ganze Tage fastet – beim intermittierenden Fasten sind viele Varianten möglich.

EINZELNE FASTENTAGE

Der Fastende verzichtet, wie bei der 1-Tages-Diät, an einem oder höchstens zwei Tagen der Woche komplett auf Nahrung. Oder er isst an diesen Tagen nur eine ganz geringe Menge. Noch wirkungsvoller sind alternierende Fastentage. Dann heißt der Modus: abwechselnd einen Tag fasten, einen Tag satt essen. Nachts wird immer streng gefastet. Diese toughe Form des intermittierenden Fastens lässt Pfunde schnell dahinschwinden.

TÄGLICH STUNDENWEISE FASTEN

Hier werden innerhalb des 24-Stunden-Tages strikte Esspausen eingehalten. Zum Beispiel isst der Fastende nur in einem Zeitfenster von 8 Stunden, 16 Stunden bleiben kalorienfrei. Das gelingt mit einem späten Frühstück und einem frühen Abendessen oder, je nach Vorliebe, mit einem frühen Frühstück plus Mittagessen, das Abendessen entfällt. Extreme Formen beschränken die Mahlzeiten auf vier Stunden pro Tag.

FESTE MAHLZEITEN EINHALTEN

Auch wer sich drei Mahlzeiten täglich gönnt, aber keine einzige Kalorie zwischendurch konsumiert, hält sich ans intermittierende Fasten, vorausgesetzt, die Esspausen dauern mindestens vier Stunden. Diese sanfte Form des Fastens reicht ausgemachten Naschkatzen und Snackliebhabern jedoch oft schon aus, um langsam, aber nachhaltig abzunehmen – oder nach dem erfolgreichen Abnehmen das Gewicht zu stabilisieren.

WIE SIE DEN JO-JO-EFFEKT VERMEIDEN

Viele Menschen nehmen nach einer erfolgreichen Diät schnell wieder an Gewicht zu. Eine frustrierende, aber natürliche Reaktion des Körpers auf einen länger anhaltenden Kalorienentzug. Wiederholte Diäten können das Körpergewicht am Ende sogar über das Ausgangsgewicht hinaus in die Höhe treiben. Verursacht wird dieser Effekt im Wesentlichen von zwei Faktoren: Zum einen sinkt der Kalorienbedarf, wenn man Pfunde verliert. Ein 70 Kilogramm wiegender Körper verbraucht eben weniger Kalorien als einer mit 80 Kilogramm. Nach dem Abnehmen darf man also nicht mehr so viel essen wie vor der Diät. Außerdem schaltet der Körper bei

Langzeitdiäten in den Energiesparmodus – eine jahrtausendelang eingeübte Strategie des Urmenschen gegen lebensbedrohlichen Hunger. Im Gegensatz dazu wird der Energiebedarf bei der 1-Tages-Diät nicht heruntergefahren, sondern sogar gesteigert. Außerdem reagieren die Sättigungsfühler durch die Fastenzeiten wieder sensibler, man fühlt sich schneller satt. Und nicht zuletzt regt jeder weitere Fastentag pro Woche die Verbrennung von Bauchfett an. Man nimmt langsam, aber kontinuierlich ab. Dabei fühlt man sich nicht matt und schlapp, sondern lebendiger und aktiver als zuvor. Sogar die Freude am Sport nimmt stetig zu.

GESUNDHEITLICHE VORTEILE

Die 1-Tages-Diät bietet neben der Reduktion unliebsamer Fettdepots noch zahlreiche weitere gesundheitliche Vorteile, denn sie …

- stärkt das Selbstbewusstsein
- strafft den Körper
- reguliert den Appetit
- verlangsamt die Alterung
- unterstützt die Reparaturmechanismen
- stabilisiert den Zuckerstoffwechsel
- regeneriert die Leber
- schützt Herz und Kreislauf
- steigert Lebensfreude und geistige Fitness
- senkt das Risiko für viele Krebsarten

Zunehmend fitter und fröhlicher

Die 1-Tages-Diät mit ihren regelmäßigen Esspausen weist einen einfachen Weg zu einem schlanken Körper. Doch sie hat weitaus mehr Vorteile. Annette Schürmann, Professorin am Deutschen Institut für Ernährungsforschung Potsdam-Rehbrücke (DIfE), Leiterin der Abteilung Experimentelle Diabetologie, erklärt, warum intermittierendes Fasten das ungeliebte Bauchfett endlich schmelzen lässt und chronische Erkrankungen verhindern kann.

Stimmt es, dass intermittierendes Fasten Diabetes stoppen kann?

Ja. Unsere Forschung an Mäusen zeigt in dieser Hinsicht beeindruckende Ergebnisse, erste Studien am Menschen bestätigen die Vorteile. Tatsächlich wirken regelmäßige, kurze Hungerperioden positiv auf die Blutzuckerwerte und das Herz-Kreislauf-System. Sie trainieren den Stoffwechsel so effektiv, dass ein beginnender Typ-2-Diabetes verhindert oder hinausgeschoben werden kann.

Aber was mache ich, wenn bei mir schon Diabetes Typ 2 diagnostiziert wurde? Ist es dann zu spät?

Nein, selbst dann bringt intermittierendes Fasten noch große Vorteile. Auch und gerade wenn man schon mit Medikamenten wie etwa Metformin behandelt wird, kann man abnehmen, sich aktiver fühlen und dann möglicherweise die Medikamente reduzieren.

Wie kommt das?

Diabetes hindert die Körperzellen daran, Zucker aus dem Blut, die Blutglukose, aufzunehmen und als Energiequelle zu nutzen. Insulin ist der Schlüssel des Ganzen. Im Prädiabetes und Typ-2-Diabetes, also bei Vorliegen einer Insulinresistenz, wirkt Insulin nicht mehr ausreichend oder deutlich langsamer. Esspausen verbessern die Empfindlichkeit gegenüber Insulin und trainieren den Körper, wieder schneller zwischen Fett- und Zuckerstoffwechsel hin und her zu wechseln. Er greift leichter auf seine Fettreserven zurück. Alles, was den Stoffwechsel empfänglicher macht für das Hormon Insulin, trägt also dazu bei, dass sich die Betroffenen wieder kraftvoller fühlen.

Hilft intermittierendes Fasten, auch die Spätschäden dieser Erkrankung zu verhindern?

Ja, davon gehen wir aus. Ich würde Menschen mit einer bereits diagnostizierten Diabeteserkrankung allerdings immer raten, sich vor dem Start persönlich vom Arzt beraten zu lassen. Dieser kennt den Stoffwechsel, prüft den Blutzuckerverlauf und die Glukosetoleranz. Vor allen Dingen bei Patienten, die schon mit Insulin behandelt werden, ist ärztliche Begleitung unabdingbar. Es ist ja gerade das Gute am intermittierenden Fasten, dass man je nach persönlichem Befinden ganz vorsichtig und individuell vorgehen kann.

Können Sie auch längere Fastenphasen empfehlen, wenn schon ein Diabetes vorhanden ist?

Ich denke, man sollte keine krasse Fastenkur machen, also kein sogenanntes Heilfasten, bei dem man viele Tage oder sogar Wochen fastet. Dann geht der Körper in den Sparmodus. Kurzzeitiges periodisches Fasten ist dagegen ideal, auch weil man so flexibel bleibt. Man kann sich überlegen: Wie lang oder kurz will ich meine Esspausen gestalten? Wer das Ganze eng mit dem Diabetesarzt oder mit dem Hausarzt abstimmt, wird nachhaltigen Erfolg haben.

Zum Einsteigen sind kürzere tägliche Esspausen also besser?

Ja. Mein Vorschlag wäre, dass man zuerst einmal über Nacht eine klare, etwa zehnstündige Esspause einlegt. Wenn man sich damit wohlfühlt, kann man den Zeitraum ausweiten, vielleicht auf zwölf Stunden, also etwa von 8 Uhr abends bis 8 Uhr morgens. Und dann kann man sich überlegen, ob man es vielleicht einmal die Woche schafft, die Nahrung deutlich zu reduzieren oder auch gar nichts zu essen.

Muss man vorsichtig ins Fasten einsteigen, um nicht in die Unterzuckerung zu geraten?

Das ist vor allem ein Thema für Diabetiker. Sie müssen gut eingestellt sein, damit der Blutzucker nicht zu sehr abfällt. Aber man hört oft, dass gesunde Leute, die länger nichts gegessen haben, sagen: »Ich bin unterzuckert.« Das ist aber sehr selten wirklich der Fall. Was wir bemerken, wenn wir uns schlapp fühlen, ist einfach ein natürlicher Regulationsmechanismus des Körpers. Sind die Kohlenhydratvorräte, die jeder von uns in der Leber besitzt, durch das Fasten aufgebraucht, muss der Körper sich die Energie aus den Fettpolstern holen. Das Signal dazu gibt das Stresshormon Adrenalin. Viele Menschen registrieren diese Umstellungsphase. Wird im Laufe des Fastens das Glykogen aus der Leber abgebaut, macht sich das nicht groß bemerkbar. Erst wenn der Körper auf die Fettreserven umschaltet, zeigen sich Symptome.

Anzeichen wie etwa Herzklopfen, Schwindel oder Schwächegefühle sind also kein Alarmsignal, sondern nur ein Zeichen, dass der Körper Adrenalin ausschüttet, um an seine Fettvorräte heranzukommen?

Genau! Es gibt mehrere Hormone, die dafür sorgen, dass unsere Blutglukose ansteigt. Alle, die uns irgendwie in Stress bringen, sind beteiligt. Also Cortisol, Adrenalin und Noradrenalin, sie steigern die Blutglukose. Denn der Körper muss ja im Notfall durchgehend versorgt werden. Beim Fasten fällt der Zuckerspiegel im Blut. Darauf reagiert der Körper und sorgt dafür, dass wieder mehr Glukose produziert wird.

Was tue ich am besten, wenn mir beim Fasten flau wird?

Erst einmal etwas trinken. Der Kreislauf kommt wieder in Schwung, wenn man seinen Flüssigkeitsbedarf deckt. Der Hintergrund: Die Leber braucht zusätzliche Flüssigkeit, wenn sie ihre Energiereserve, das Glykogen, anzapft. Sie entzieht dabei den Zellen Wasser. Also bei Schwächephasen deutlich mehr trinken als sonst. Die Menge ist individuell, man sollte es auch nicht übertreiben, meistens reichen ein, zwei Gläser Wasser. Das stabilisiert den Kreislauf, beruhigt den Magen und dämpft ganz nebenbei auch den Hunger.

Was kann man noch tun?

Falls man sich nach einer körperlichen Anstrengung schlapp und zittrig fühlt, einfach hinlegen und ein paar Minuten Ruhe halten. Und wenn gar nichts anderes hilft, vielleicht einen Schluck leicht gesüßten Tee trinken oder ein Stück Traubenzucker essen. Das bringt einen nicht aus dem Fastenrhythmus.

Was halten Sie von Brühe als Fastengetränk?

Gute Idee. Brühen liefern Kochsalz und einen Cocktail von Mineralstoffen, die dem Körper guttun. Wer dagegen zu große Mengen kochsalzfreies Wasser trinkt, trocknet seinen Organismus eher aus. Denn dann werden die Elektrolyte, also die Mineralstoffe, die den Wasserhaushalt des Körpers in der Balance halten, ausgewaschen.

Viele über 40 sind zwar insgesamt schlank, klagen aber über hartnäckige Fettpolster am Bauch: Was steckt dahinter?

Ab einem gewissen Alter zeigen fast alle diesen Bauch, der eine mehr, der andere weniger. Auslöser für diese Veränderung ist wohl so etwas wie ein überforderter, mit den Jahren »abgenutzter« Zuckerstoffwechsel, eine Vorstufe des Diabetes, die wir Wissenschaftler wie bereits oben erwähnt

Insulinresistenz nennen. Gesundes Unterhautfettgewebe an Schenkeln, Oberarmen oder Busen reagiert zuverlässig auf Insulin, die Energievorräte dort werden perfekt gemanagt. Im Bauchfett sind diese Abläufe jedoch gestört. Dass die Taille verloren geht, ist zwar optisch ein Problem, nachteiliger sind aber die Vorgänge im Inneren des Körpers. Denn Bauchfett kann Botenstoffe ausschütten, die Immunzellen anlocken. Sie lösen schleichende Entzündungen aus, die man zwar nicht spürt, die aber den Körper nachhaltig beeinträchtigen.

Wie werden wir das Bauchfett wieder los?

Es gibt dafür zwei Wege: zum einen durch intermittierendes Fasten und zum anderen durch sportliche Aktivität. Am besten wirkt natürlich die Kombination von beidem. Regelmäßiges Muskeltraining wird mit jedem Lebensjahr wichtiger. Klare Esspausen bieten aber auch Menschen eine Möglichkeit, den Bauch loszuwerden, die erst einmal keine Lust haben, Sport zu treiben oder es nicht können. Sie erreichen durch Fastenperioden im Endeffekt genau dasselbe wie durch Sport: Sie machen ihre Zellen wieder sensibler für das Insulin. Der Körper wird dann immer besser darin, den Stoffwechsel zu steuern. Das geht langsam, aber sehr stetig. Bald bildet sich anstelle von Bauchfett wieder das gesündere Unterhautfettgewebe.

Wie viel muss man dafür abnehmen?

Bei vielen sieht man die Veränderung schon, wenn ein bis zwei Kilo weg sind. Vor allem, wenn zusätzlich die Muskulatur wieder ein bisschen mehr aufgebaut wird, verschwindet das Bauchfett schon bei geringer Gewichtsabnahme sichtbar.

Das ist ja fast so etwas wie ein Verjüngungsprozess …

Wenn Sie so wollen, ja. Wenn ein Prozess altersgemäß abläuft und man ihn rückgängig machen kann, entspricht es gewissermaßen einer

Verjüngung. Man schiebt den Alterungsprozess etwas hinaus. Falten gehen davon natürlich nicht weg, aber der Stoffwechsel wird jünger, lebendiger.

Können kurze Fastenperioden so gut wirken wie gezieltes Kaloriensparen?

Wahrscheinlich sogar besser! Vor allem, wenn man zusätzlich auch schnell abgebaute Kohlenhydrate einspart. Durch den Wechsel von Essen und Fasten können wir weitgehend vermeiden, dass der Körper in den Energiesparmodus geht, also seinen Grundumsatz senkt. Essen wir wie beim Kaloriensparen auf Dauer wenig oder jedenfalls weniger, als der Körper möchte, holt er sich aus den Muskeln, was er braucht. Er baut Muskeln ab. Und das ist natürlich genau das, was wir nicht wollen: gute Muskelmasse verlieren.

Warum sind Muskeln so wichtig?

Weil sie der wichtigste Ort sind, wo wir Energie verbrennen. Im Muskel werden Fette abgebaut, dort wird Glukose verbrannt. Verliere ich Muskeln, wird das Abnehmen immer schwieriger. Zwar wird auch beim intermittierenden Fasten Muskulatur abgebaut, aber es ist sehr viel weniger als bei langen Fastenstrecken. Deshalb kann ich nur empfehlen, körperlich aktiv zu werden oder zu bleiben. Regelmäßige sportliche Bewegung dämpft den Hunger, lässt Glückshormone fließen und drosselt Stresshormone wie Cortisol. Das hebt die Stimmung. Wir erleben Entspannung und Glücksgefühle.

EINE DIÄT FÜR GENIESSER

Nie schmeckt ein Essen intensiver als nach einem Fastentag – trotzdem isst man am Tag danach kaum mehr als sonst. Und: Man wird mit jeder Woche besser satt! Wer körperlich aktiv bleibt und die 1-Tages-Diät mit Bewegung unterstützt, verliert nicht nur an Gewicht, sondern bekommt auch eine bessere Figur. Denn selbst bei einer geringen Gewichtsabnahme verschwindet zuerst das lästige Bauchfett. Die Taille kommt wieder zum Vorschein, weil Fastentage die Fettdepots im Bauchraum besonders schnell auflösen. Das ist nicht nur optisch ein Glücksfall, sondern auch gesundheitlich. Denn je weniger Bauchfett vorhanden ist, desto jugendlicher reagiert der Stoffwechsel und desto wohler fühlt sich das Herz.

Autophagie – ein Jungbrunnen in den Zellen

Jünger, schöner, schlanker! Hinter vielen positiven Effekten der 1-Tages-Diät steckt ein urzeitlicher Mechanismus. Es ist die Autophagie, eine Selbstreinigung der Zellen. Sie ist spätestens in aller Munde, seit der japanische Forscher Yoshinori Ōsumi 2016 für seine Forschung auf diesem Feld den Nobelpreis für Medizin erhielt. Doch schon die alten Fastenärzte lobten die »entschlackende Wirkung« des Fastens. Von der Mainstream-Forschung wurde dieser Effekt lange Zeit bestritten. Schlacken im Körper? Die gibt es gar nicht, heißt es heute noch oft. Jetzt aber hat der japanische Nobelpreisträger ein für alle Mal bewiesen: Es gibt Schlacken. Oder genauer gesagt: zellulären Müll. Denn die Biologie von Mensch und Tier erzeugt als unvermeidlichen Nebeneffekt täglich schädliche Stoffe. Gibt man dem Körper die Chance, kommt der Reinigungstrupp und sortiert den Müll. Was nicht mehr gebraucht wird, wird zerlegt und wiederverwertet. Defekte Zellen, fehlerhafte Proteine, verdorbene Fette, karamellartige Rückstände des Zuckers, Reste von Viren und

Bakterien – alles Kaputte, Unnötige und Verbrauchte wandert in den Häcksler. Nützliche Bestandteile werden hingegen als Baumaterial für neue Zellen verwendet. Gleichzeitig senden die Reinigungstrupps Botenstoffe aus, die für neue Nervenverbindungen und das Überleben der Nervenzellen sorgen. Dieser fein regulierte Prozess kann uns dem Traum von ewiger Jugend wirklich näherbringen, denn er ist sozusagen Detox, Entschlackung und Erneuerung in einem. Vor allem Alzheimerforscher hoffen, auf diesem neuen Weg die Krankheit zu besiegen.

Gesund abnehmen

Wer mit der 1-Tages-Diät anfängt, fragt sich natürlich: Wann beginnt die Autophagie bei mir, wann setzt dieser wunderbare Reinigungsprozess ein? Die Antwort lautet: Schon am allerersten Fastenmorgen. Vorausgesetzt, wir essen am Abend vorher nicht zu spät. Denn am Ende einer Nacht, die – sagen wir – von 18 Uhr abends bis 8 Uhr morgens dauert, also spätestens nach 14 Stunden ohne Kalorien, sind die Kohlenhydratvorräte der Leber erschöpft. Dann beginnt bereits die Autophagie. Bei der 1-Tages-Diät hat der Körper anschließend noch 24 Stunden Zeit, das Großreinemachen und die Fettverbrennung richtig anzukurbeln. Während dieser Zeit beherrscht die Autophagie unsere Zellen. Studien an Mäusen zeigen mit verblüffender Deutlichkeit, wie sehr sie die Verjüngungs- und Reparaturprozesse anregt.

WAS REGT DIE AUTOPHAGIE AN?

- Fastentage und strikte Esspausen zwischen den Mahlzeiten
- Eine kalorienbewusste Ernährungsweise mit viel Gemüse
- Sport und Bewegung in jeder Form

Das Wichtigste vor dem Start in die 1-Tages-Diät

- Die letzte Mahlzeit am Vorabend um spätestens 18 oder 19 Uhr genießt man ganz normal. Nachts zu essen ist tabu. Bei der 1-Tages-Diät entsteht eine lange, sehr wirkungsvolle Esspause von zwei Nächten und einem Tag.
- Am Tag vor und am Abend nach dem Fasten geht man rechtzeitig schlafen. Je tiefer und erholsamer der Schlaf, desto geringer der Hunger und desto besser der Abnahmeerfolg. Denn Schlafen macht schlank.
- Am Morgen nach dem Fasten frühstückt man zur üblichen Zeit. Zum Glück ist der Hunger dann kaum größer als sonst auch, sodass man mit seinem gewohnten Frühstück wieder in den Essalltag einsteigen kann.

DER RHYTHMUS DES LEBENS

Bereits vor über 50 Jahren entdeckte der amerikanische Verhaltensforscher Curt P. Richter, dass eine innere Uhr unser Leben in einem 24-Stunden-Rhythmus steuert. Ihr verdanken wir, dass wir ohne Kirchturmglocke wissen, wann es Zeit ist zu schlafen und wieder aufzuwachen, weil der nächste Tag beginnt. Wird der interne Zeitmesser durcheinandergebracht, etwa durch Schichtarbeit, Lichtmangel, zu kurzen Schlaf oder Jetlag, fühlen wir uns matt. Auch der Verdauungsapparat gerät durcheinander, denn er ist nicht darauf eingestellt, zur falschen Zeit zu arbeiten.

Im Dunkeln fasten, tagsüber mit Genuss essen

Tierversuche und Studien am Menschen haben gezeigt, dass der Zeitpunkt der Mahlzeiten unser Körpergewicht mitbestimmt.

Tageslicht, Mahlzeiten und Esspausen strukturieren seit Urzeiten unseren Stoffwechsel. Es sind keine Fastenärzte, die das sagen, sondern führende Grundlagenforscher und immer mehr staatliche Forschungseinrichtungen. Dringlich mahnen sie einen Lebensstil an, der unsere innere Uhr berücksichtigt. Die Experten sagen uns daher heute nicht mehr nur, was und wie viel wir essen sollen, sondern auch wann! Denn winzige Uhren im Inneren unserer Zellen entscheiden, wann sich der Hunger tagsüber einstellt und dass er nachts ausbleibt. Was bestärkt deren natürlichen Rhythmus? Helles Tageslicht, Bewegung an der frischen Luft, echte Dunkelheit in der Nacht sowie möglichst regelmäßige Essens- und Fastenzeiten. Unser Organismus ist nicht auf eine nächtliche Kalorienzufuhr eingestellt. Das ist verständlich, denn unsere Vorfahren konnten nur bei Tageslicht Beute fangen und Pflanzen sammeln. So wurde auch nur tagsüber gegessen. Wer seine schlank machenden natürlichen Rhythmen unterstützen möchte, hält eine nächtliche Fastenpause von etwa zwölf Stunden ein. Dann ticken die Zeitgeber im Kopf und in den Organen richtig und wir fühlen uns wohl und voller Energie.

Mehr Schlaf, weniger Kalorien

Menschen, die wenig schlafen, gelten heute als aktiv und dynamisch. Eine kurze Nachtruhe hat sich geradezu zu einem Statussymbol der modernen Gesellschaft entwickelt. 24 Stunden hellwach zu sein, an allen sieben Tagen der Woche rund um die Uhr, gilt als erstrebenswert. Viele Zeitgenossen sind deshalb chronisch übermüdet. Beinahe jeder Zweite klagt über zu wenig oder schlechten Schlaf. Doch ist genetisch festgelegt, wie viel Ruhezeit der Einzelne braucht. Im Schnitt sind es zwischen sechs und acht Stunden. Ob man genug geschlafen hat, ist einfach festzustellen: Man fühlt sich ausgeruht und hell im Kopf, hat gute Laune und Lust auf Bewegung.

Je länger die allnächtliche Fastenpause dauert, desto besser. Denn diese ruhige Zeit, in der der Körper befreit ist von den Anforderungen der Welt, nutzt er zur Erholung. Ein, zwei schlechte Nächte kann die innere Uhr leicht wegstecken. Wer jedoch langfristig zu wenig oder zu oberflächlich schläft, fühlt sich unkonzentriert, zerschlagen und elend. Dann steigt das Stresshormon Cortisol an, das Appetithormon Ghrelin verursacht Bärenhunger und der Zuckerstoffwechsel gerät aus der Balance. Dauerhaft unausgeschlafene Zeitgenossen entwickeln deshalb mehr Hunger und mehr Bauch als andere. Dahinter steckt ein Hormon aus den Fettzellen: das Leptin. Von dem nützlichen Stoff, der im Gehirn den Appetit und die Kalorienaufnahme regelt, haben Kurzschläfer erheblich weniger im Blut als Ausgeschlafene.

Wie viele Pfunde purzeln mit der 1-Tages-Diät?

Die Antwort auf diese Frage ist individuell verschieden. Viele Fastende verlieren etwa 500 Gramm pro Woche. Männer nehmen in der Regel schneller ab als Frauen. Klar, das ist ungerecht, aber unabänderlich! Es kommt natürlich darauf an, wie viele Kalorien täglich für körperliche Arbeit und Sport aufgewendet werden. Neben dem Alter und dem Geschlecht spielt auch das aktuelle Körpergewicht eine Rolle. Wer viel Gewicht auf die Waage bringt, nimmt in den ersten Wochen deutlich schneller ab als jemand, der nur zwei, drei Kilo zu viel hat. Schlafdauer, Medikamente, Stressverhalten und die Essgewohnheiten während der restlichen Woche spielen natürlich auch eine Rolle. Ganz genau vorausberechnen lässt sich der Verlust an Kilos deshalb nicht.

Gute Blutwerte

Die 1-Tages Diät führt langsam, aber sicher zum Wunschgewicht. Doch das ist nur einer ihrer Vorzüge. Quasi nebenbei wird der Hausarzt beim Check-up feststellen, dass sich das Blutbild verbessert hat. Wer sich wegen seines Cholesterinspiegels sorgt, gegen hohen Blutdruck ankämpft oder unter einem gestörten Zuckerstoffwechsel (Prädiabetes oder Diabetes) leidet, wird beim nächsten Befund feststellen, dass sich viele Werte in Richtung Normalmaß bewegt haben. Damit ist ein großer Schritt getan, um das eigene Risiko für Herz-Kreislauf-Erkrankungen zu senken.

JEDER FASTENTAG MACHT SIE STOLZ UND GLÜCKLICH!

Wer am eigenen Durchhaltevermögen gezweifelt hat, wird nach jeder 1-Tages-Diät den Rest der Woche selbstbewusst bewältigen. Schon nach dem ersten erfolgreichen Null-Kalorien-Tag werden Sie der nächsten Esspause optimistisch entgegensehen. Also: Schieben Sie das Brustbein nach oben und stellen Sie sich vor, dass die Schulterblätter in die hinteren Hosentaschen gleiten. Eine stolze Körperhaltung stärkt das Selbstwertgefühl noch zusätzlich.

Wann Sie ärztlichen Rat benötigen

Wenn Sie sich gesund und fit fühlen, können Sie sofort in die 1-Tages-Diät einsteigen. Die Vorräte im Kühlschrank sind auch übermorgen noch frisch, Vorbereitung braucht es nicht – also, auf geht's! Menschen mit Allergien, Hautkrankheiten, Typ-2-Diabetes und rheumatischen Erkrankungen profitieren meist sehr davon, einen Tag pro Woche als Esspause zu kultivieren. Sie stabilisieren ihren Stoffwechsel, härten ihn ab und machen ihn flexibler. Auf eigene Faust sollten Kranke jedoch nicht mit der 1-Tages-Diät beginnen, sondern sich vorher von ihrem Haus- oder Facharzt beraten lassen. Kinder und Jugendliche, Schwangere und Stillende,

Menschen mit Essstörungen und Untergewichtige halten besser nur Pausen zwischen den Mahlzeiten ein. Für sie ist die 1-Tages-Diät nicht geeignet.

TEST: IST ES ZEIT FÜR DIE 1-TAGES-DIÄT?

Bevor Sie starten, stellen Sie sich zuerst die folgenden Fragen:

- Fühle ich oft eine Art Leere, aber keinen ausgeprägten Hunger?
- Esse ich gern im Stehen oder im Vorübergehen?
- Habe ich nach dem Essen nur selten das Gefühl, richtig satt und befriedigt zu sein?
- Kann ich mich abends kaum daran erinnern, was ich den Tag über gegessen habe?
- Esse ich häufiger als dreimal täglich?
- Setze ich mich zum Essen nur selten an einen gedeckten Tisch?
- Spielt es für mich keine große Rolle, was ich esse, Hauptsache, es schmeckt einigermaßen?
- Ertappe ich mich öfter dabei, abends die Schränke nach Essbarem zu durchsuchen?
- Bunkere ich Knabberkram und Süßigkeiten, zum Beispiel im Auto, am Bett oder auf dem Schreibtisch?

Wer mehr als eine dieser Fragen mit Ja beantwortet, hat guten Grund, in die 1-Tages-Diät einzusteigen, um den Stoffwechsel wieder ins Lot zu bringen. Bei mehr als drei Ja-Antworten kann auch die strenge Form der 1-Tages-Diät (siehe Kasten Seite 15) angebracht sein, um fitter und schlanker zu werden.

EIN GESUNDES GEWICHT – WAS IST DAS ÜBERHAUPT?

Vor dem Einstieg in die 1-Tages-Diät lohnt es, kurz in sich zu gehen und sich zu fragen, wo Sie stehen. Möchten Sie nur zwei, drei Kilo abnehmen, um wieder in Ihr Lieblingsoutfit zu passen? Oder sind Sie ernsthaft übergewichtig? Könnte es sein, dass Ihr Körpergewicht ohnehin schon sehr niedrig ist? Dann wäre eine weitere Reduzierung gefährlich. Die einfachste Methode, ein gesundes Zielgewicht zu errechnen, ist schon über 100 Jahre alt: die Broca-Formel. Das sogenannte Normalgewicht errechnen Sie nach der Formel:

Körpergröße (cm) – 100

Für das leichtere Idealgewicht sollten Männer davon 10 Prozent, Frauen 15 Prozent abziehen. Der Vorteil dieser Methode: Das Gewicht lässt sich leicht im Kopf berechnen und kann als erster Anhaltspunkt dienen. Für sehr große und sehr kleine Menschen sowie für muskelbepackte, durchtrainierte Männer und Frauen ist diese Methode jedoch nicht geeignet.

Genauer gelingt Ihnen die Einschätzung des eigenen Körpergewichts mit dem Body-Mass-Index, kurz BMI. Um diesen zu ermitteln, sollten Sie einen Taschenrechner zu Hilfe nehmen, denn der BMI entsteht nach der etwas komplizierteren Formel wie folgt:

$$\frac{\text{Körpergewicht (kg)}}{\text{Körpergröße (m)}^2}$$

Der so ermittelte Index ermöglicht eine recht gute Einschätzung der eigenen Körpermasse. Muskulösen, sportlichen Typen wird jedoch auch diese Methode nicht unbedingt gerecht, da der BMI weder den individuellen Körperbau noch die Fettverteilung und das Verhältnis von Muskelmasse zu Körperfett berücksichtigt. Daher gilt der BMI auch nicht für Kinder und Jugendliche.

Körpergewicht	BMI für Männer	BMI für Frauen
Untergewicht	unter 20	unter 19
Normalgewicht	20 bis unter 25	19 bis unter 24
Leichtes Übergewicht	25 bis unter 30	24 bis unter 29
Starkes Übergewicht (fettleibig, adipös)	größer als 30	größer als 29

Die beste Methode: einfach messen

Wenn es Ihnen mehr um die gute Figur und die Gesundheit als um das reine Gewicht geht, nehmen Sie am besten ein Maßband zur Hand. Der Waist-to-Hip-Ratio, also das Verhältnis von Taillen- zu Hüftumfang, ignoriert Körpergewicht und Größe und berücksichtigt allein die Körperform.

Um das Verhältnis von Taille zu Hüfte zu ermitteln, messen Sie zunächst im Stehen den Umfang der Körpermitte. Legen Sie dazu das Maßband in Höhe des Bauchnabels oder kurz darüber um den Körper. Danach wird der Hüftumfang an der breitesten Stelle über dem Becken und dem Gesäß gemessen. Am besten gelingt Ihnen das ohne Oberbekleidung vor einem großen Spiegel. Der ideale Zeitpunkt dafür ist übrigens morgens vor dem Frühstück. Haben Sie die Zahlen ermittelt, teilen Sie den Taillen- durch den Hüftumfang. Der Wert sollte bei Männern unter 1 und bei Frauen unter 0,85 liegen. Alles, was darüber liegt, ist ein Fall für die 1-Tages-Diät.

Trotz Fettpolster äußerlich schlank

Das Maßband erfasst auch Fettpolster, die sich äußerlich wenig bemerkbar machen, jedoch ein besonderes Gesundheitsrisiko darstellen können. Denn es gibt sozusagen »dünne Dicke«, äußerlich schlank wirkende Typen mit kleinem Bauchansatz, aber auffallend dünnen Armen und Beinen, die sich über schlechte Laborwerte wundern. Der Grund: Nicht selten belagern auch bei diesen erhebliche Fettpolster die inneren Organe. Betroffen sind Menschen mit normalem oder sogar geringem Körpergewicht, die sich extrem wenig bewegen und viel Zucker und Fett essen. Wer zu dieser Gruppe gehört, setzt besser nicht auf die 1-Tages-Diät, sondern praktiziert intermittierendes Fasten durch strikte Esspausen zwischen den Mahlzeiten, konsequenten Verzicht auf Süßigkeiten und den stetigen Aufbau aller Muskeln. Bauchmuskeltraining allein bringt ihnen wenig, eher muss die gesamte Muskulatur des Körpers komplett trainiert werden, damit die Fettpolster verschwinden, die im Bauch die Organe bedrängen und die Laborwerte negativ beeinflussen.

Grazing – gedankenlos essen

Viele von uns greifen immer zu, wenn etwas Essbares in Sicht ist. Wir tun es sogar dann, wenn die Vernunft uns davon abhalten will. Doch meistens denken wir uns gar nichts dabei. Schließlich wurden eine Zeit lang sogar von Ernährungsberatern sieben und mehr kleine Mahlzeiten empfohlen, weil man davon angeblich abnahm. Wie so manche Idee davor hat auch diese sich als Irrweg erwiesen. Denn je mehr kohlenhydrathaltige Mahlzeiten man isst, desto häufiger sprudelt das Dickmacherhormon Insulin. Es füllt die Fettspeicher und macht hungrig. Sprechen Ernährungsfachleute heutzutage von Grazing oder Nibbling, meinen sie Essen ohne feste Mahlzeiten, das Abgrasen von allem, das gerade in Sichtweite ist. Oft vollzieht sich die Daueresserei so unterschwellig, dass es den Betroffenen gar nicht richtig bewusst wird. Sie sind der Überzeugung, gar nicht viel zu essen. Das stimmt sogar irgendwie, denn alles, was ohne bewusstes Nachdenken erledigt und sozusagen nur noch übers Rückenmark abgewickelt wird, wird vom Gehirn aus der Erinnerung gelöscht. Ist man also in Gedanken ganz woanders, während man sich etwas in den Mund steckt, übernimmt der Autopilot die Arbeit. Das unbewusst arbeitende vegetative Nervensystem kümmert sich um den physischen Ablauf der Nahrungsaufnahme: Man kaut, schluckt und verdaut, ohne viele Gedanken dafür aufwenden zu müssen. Fehlt aber die Aufmerksamkeit des Großhirns, können wir weder unser Essen genießen noch den Überblick darüber behalten, wie viel wir zu uns genommen haben.

Wer pausenlos knuspert und knabbert, ermüdet die Messfühler seines Verdauungstrakts. So kommen im Gehirn immer weniger Sättigungssignale an. Schließlich vernimmt der Kopf die Stimme aus dem Bauch kaum noch. Um ein Sättigungsgefühl zu verspüren, verlangt der Körper immer stärkere Reize durch immer mehr Nahrung. Aber das ist zum Glück keine Einbahnstraße. Der Organismus gewöhnt sich auch an das Gegenteil. Wer mit der 1-Tages-Diät wieder klare Esspausen einplant, bei dem setzt nach einer Weile die Sättigung wieder früher ein. Lange bevor diese neurobiologischen Zusammenhänge erforscht wurden, war das Phänomen bereits bekannt. Damals hieß es oft: Mein Magen hat sich geweitet, ich bin immer hungrig. Oder: Mein Magen ist geschrumpft, ich brauche gar nicht mehr so viel.

Hinter dem Sättigungseffekt des Magens steckt ein Hormon, das dessen Füllzustand an das Gehirn meldet. Wer seinen Magen mit Flüssigkeit und voluminösen Zutaten wie etwa Salat, Suppe oder Gemüse füllt und dabei die Magenwände dehnt, löst einen Hormonausstoß aus, der dem Gehirn über den Vagusnerv Sättigung meldet. Dieses erste Sättigungssignal versagt, wenn ständig Minimengen in den Magen gelangen, aber nie eine Wechselwirkung von Leere und

Fülle entsteht. Die Messfühler im Magen funktionieren erst wieder, wenn nach einer längeren Esspause eine Mahlzeit kommt, die den leeren Magen auffüllt und dehnt.

EIN MANTRA GEGEN DIE KNABBERLUST

Wenn auch Sie immer wieder Opfer von Snackattacken werden, sobald der Stress überhandnimmt und einem alles über den Kopf zu wachsen scheint, kann Ihnen ein Mantra helfen. Inder verstehen unter Mantras kurze, formelhafte Wortfolgen, die man sprechend, flüsternd, singend oder still für sich immer wieder rezitiert. Sie befreien den Kopf auf einfache Weise von belastenden Gedanken. Der Begriff stammt zwar aus Indien, doch sind ähnliche meditative Methoden in vielen Kulturen bekannt.

Welche Worte man wiederholt, spielt dabei keine Rolle. Es kommt nur darauf an, dass die gewählte Wortfolge keine Gedankenverknüpfung auslöst. Klingende Laute, die sich »gut anfühlen«, aber keinen Sinn ergeben, sind genau richtig. Anfangs mag es dem einen oder anderen schwerfallen, sich darauf einzulassen, immer wieder dasselbe vor sich hin zu sagen, aber spätestens nach ein, zwei Wochen und täglicher Übung schaltet das Gehirn sofort in den Ruhemodus, sobald das Mantra angestimmt wird.

Die Sucht nach Süßem

Heißhunger, ganz speziell auf Süßes, gibt es das eigentlich? Ist dieses Verlangen nicht einfach nur ein leerer Magen, der Nahrung fordert? Oder kann man speziell nach Gezuckertem süchtig werden? Die Vorliebe für Süßes ist dem Menschen angeboren. Deshalb ist es in vielen Familien üblich, gutes Benehmen mit süßen Leckereien zu belohnen. Wer einmal, wahrscheinlich schon als Kind, erfahren hat, dass Süßigkeiten helfen, alles Unangenehme zu kurieren, dessen Gehirn verlangt irgendwann bei jeder kleinen Unpässlichkeit nach der süßen Abhilfe. Dann fordern die grauen Zellen Süßes gegen Langeweile, Angst, Liebesentzug und Stress. Kommen die süßen Kalorien, reagiert das Gehirn mit der Ausschüttung einer körpereigenen Wohlfühldroge, dem Serotonin. Je mehr Süßigkeiten, also je mehr Serotonin ausgeschüttet wird, desto größer wird die Menge an Süßem, die Sie brauchen, damit bei Ihnen ein Glücksgefühl ausgelöst wird. Süßigkeiten zählen zu den unauffälligen, von der Gesellschaft akzeptierten »Beruhigungsmitteln«. Frauen geraten leichter als Männer in deren fatalen Sog, weil sie gezügelte Esser sind, sich also ständig damit beschäftigen, wie man Kalorien einspart.

Was hilft am besten gegen den lästigen Heißhunger auf Süßes?
Die 1-Tages-Diät und ein erfülltes Leben. Wir verwechseln nämlich allzu oft seelische Bedürfnisse mit dem Verlangen des Körpers nach Nahrung. Die biologischen Mechanismen von Hunger und Sättigung sind komplex. Psychische und soziale Bedingungen spielen dabei eine enorme Rolle. So essen gerade Frauen oft mehr, als sie brauchen, wenn es ihnen an Bestätigung, Abwechslung und Zuwendung mangelt. Hat die unwiderstehliche Kombination von Zucker und Fett vielleicht sogar dieselbe Wirkung wie eine Droge? Amerikanische Forscher der Universität Princeton glauben das. Nicht nur, weil der Verzehr von Schokolade, Praline und Co. zur Gewohnheit werden kann, sondern vor allem, weil vom Gehirn erzeugte Botenstoffe den Betroffenen so lange plagen, bis er wieder in die Pralinenschachtel greift. Die Sucht nach dem schnellen Zucker-Fett-Kick ist, wie Experten sagen, »gebahnt«, also so etwas wie eine eingefahrene schlechte Angewohnheit, die im Gehirn verankert ist. Manchen Betroffenen geht es so: Sobald sie einen süßen Snack essen, entsteht ein Verlangen nach mehr. Sie können nicht aufhören und erleben oft genug einen richtigen Essanfall. Wer unkontrolliert alle seine Vorräte an Süßem in sich hineinschlingt, bevor es ihm recht

bewusst wird, dessen Süßhunger besitzt Suchtcharakter. Aber keine Sorge. Eine Karenzzeit kann unserem Gehirn diesen Mechanismus wieder abgewöhnen. Intermittierendes Fasten ist dabei heilsam. Die 1-Tages-Diät lenkt den Zuckerstoffwechsel in gesunde Bahnen und Heißhungeranfälle auf Süßes gehören bald der Vergangenheit an.

ALLES GEERBT

Ein attraktives Äußeres, einen schnellen Verstand und einen gewinnenden Charakter möchte jeder gern von seinen Vorfahren erben. Wer in eine Familie hineingeboren wird, in der alle ein paar Pfunde zu viel mit sich herumschleppen, fühlt sich dagegen oft benachteiligt. Aber ist es wirklich die Erbanlage im Inneren unserer Zellen, die uns die Taille verdirbt? Kann die 1-Tages-Diät auch verhindern, dass sich zu viele Polster ansiedeln, wenn eine rundliche Figur erblich veranlagt ist?

Ja, sagen Forscher, die Gene sind für unsere Figur verantwortlich. Es gibt Dutzende davon, die über Form und Größe unserer Fettpolster bestimmen. Aber Gewohnheiten, spielen die denn gar keine Rolle? Klar, stimmen die Experten zu: Die Gewohnheiten sind noch wichtiger! Erbliche Anlagen und Lebensstil sind gemeinsam für unser Körpergewicht verantwortlich. Das eine legendäre Gen, das ganz allein über dünn oder dick entscheidet, wurde bis heute nicht entdeckt. Man kann selbst dann schlank bleiben, wenn viele Mitglieder des Familienclans Figursorgen haben. Anders ausgedrückt: Nicht das Übergewicht wird vererbt, sondern nur die Neigung dazu und häufig genug auch ein gewisser Lebensstil.

Wie kompliziert und trickreich das Energiekonzept des menschlichen Körpers wirklich ist, ahnen wir erst seit Kurzem. Beteiligt sind Hunderte, vielleicht sogar Tausende Gene, die sehr unterschiedliche

Bereiche des Stoffwechsels steuern. Einige, das weiß man bereits, fördern den Appetit, andere hemmen ihn, manche trimmen unsere Bewegungsmuster in Richtung Zappelphilipp oder Schnecke, stellen den Energieverbrauch ein kleines bisschen mehr auf Sparflamme ein oder polen ihn einen Hauch mehr auf Verschwendung. Wahrscheinlich trägt fast jeder von uns mindestens 20 dieser Genvarianten mit sich herum. Solche »Erbstücke« finden sich aber nicht nur bei rundlichen, sondern auch bei schlanken Zeitgenossen. Gene sind also keineswegs so schicksalhaft, wie man früher dachte. Ihr Einfluss ist meist viel zu schwach, um sich auf der Waage zu zeigen. Zum Vorschein kommen nachteilige Erbanlagen nur, wenn ihr Besitzer sich wenig bewegt und beim Essen ungezügelt zugreift. In solchen Fällen hilft die 1-Tages-Diät.

Wie einflussreich ist unser Erbgut wirklich?

Inzwischen erkennen Biologen immer mehr Details. Den größten Einfluss auf unser Gewicht hat die sogenannte Epigenetik, ein Steuersystem, mit dem der Körper die eigenen Erbanlagen managt. Er kann einzelne Gene an- oder abschalten – ganz nach den Erfordernissen von Umwelt und Lebensumständen. Denn unser Erbgut gleicht einem Musikorchester. Gespielt wird nach den Noten der Evolution. Arrangement und Rhythmus, also den Charakter der Musik, komponiert jeder Einzelne von uns persönlich dazu. Seine Lebenswelt bestimmt, wie laut oder leise die Musik erklingt. Je nachdem, ob ein Mensch in der Antarktis Seelöwen jagt, am Rand der Sahara seine Kinder aufzieht oder in Berlin den Bürocomputer bedient, ertönen andere Noten und Klangfarben im tausendfachen Lied des Stoffwechsels.

Im Bereich des Normalgewichts ist die genetische Veranlagung wahrscheinlich der einflussreichste Faktor. Das konnten Forscher an Kindern untersuchen, die zur Adoption freigegeben wurden. Sie sind ihren leiblichen Eltern von Gewicht und Körperform her ähnlicher als ihren Adoptiveltern. Interessant wird die Sache jedoch bei starkem Unter- oder Übergewicht. Studien zeigen, dass gerade die großen Unterschiede besser durch das Ess- und Bewegungsverhalten erklärt werden können als durch die ererbten Gene. Das bedeutet also: Einige von uns leben mit einer Veranlagung zur Rundlichkeit, aber die zugeführte Kalorienmenge und das Maß an körperlicher Bewegung entscheiden darüber, ob aus einem kleinen genetischen Handicap dicke Fettpolster werden oder nur eine zarte Andeutung winziger Röllchen.

Die meisten Menschen, die sich eine schlankere Figur wünschen, überschätzen den Einfluss der Gene. Natürlich legt die Natur jedem von uns Dinge in die Wiege, die er sich vielleicht nicht unbedingt gewünscht hätte. Doch welche öde Gleichförmigkeit würde entstehen, wenn unser aller Körper ein und demselben Ideal entsprechen würde, das noch dazu schwankenden Moden unterworfen ist? Vom Durchschnitt abzuweichen ist die beste Voraussetzung, um eine eigene Persönlichkeit zu entwickeln.

Mythos »Setpoint«

Früher ging man davon aus, dass jeder Mensch ein von der Natur festgelegtes individuelles Körpergewicht habe. Geregelt werde es vom sogenannten Setpoint, einem unbekannten Mechanismus, der unser Körpergewicht stabil halte, was immer wir auch treiben. Dieser Fixpunkt liege in der Regel ein paar Kilo über unserem Schönheitsideal, deshalb sei jeder Versuch abzunehmen sinnlos und führe nur dazu, dass man sich eine Essstörung einhandle. Diese wissenschaftlich unbewiesene Theorie hat zu dem Mythos geführt, es sei eigentlich unmöglich, abzunehmen und sein Gewicht danach auf dem niedrigeren Niveau zu halten. Eine solche Hypothese kommt natürlich allen gelegen, die einen veränderten Lebensstil gar nicht erst in Betracht ziehen möchten. Andere wiederum verzweifeln an der Vorstellung, gegen ihre Pfunde machtlos zu sein. Wie so oft liegt die Wahrheit in der Mitte. Unsere Gene bestimmen zwar, dass Menschen weniger wiegen als Elefanten und mehr als Katzen, dass Asiaten weniger und amerikanische Pima-Indianer mehr wiegen als der deutsche Durchschnittsbürger. Doch lässt uns das Erbgut riesige Spielräume. Die Regulation des Körpergewichts ist extrem anpassungsfähig, sie verändert sich im Lauf des Lebens immer wieder, um den Anforderungen der Umwelt gewachsen zu sein. Wahrscheinlich balanciert unser Gehirn die Einflüsse von Genen, Nährstoffen, Kalorien und Hormonen immer wieder neu aus. So kann die 1-Tages-Diät das Körpergewicht mit der Zeit auch auf ein dauerhaft niedriges Niveau senken.

Der soziale Faktor

Die Welt um uns herum wirkt sich bis ins Innere unserer Zellen aus. Da wundert es kaum, dass auch jeder Bissen, den wir uns in den Mund stecken, auf unser Erbgut einwirkt. So schalten zum Beispiel Fette manches Gen ein oder aus. Auch Zucker, Cholesterin und Vitamine nehmen Einfluss. Selbst ein Löffel Kakao, haben Forscher beobachtet, kann sich auf Gene im Fettgewebe auswirken. Damit wären wir wieder beim Essen angelangt. Denn selbst falls einige unserer Gene ungünstig sind: Wir nehmen vor allem dann zu, wenn wir den bequemen modernen Lebensstil ausleben. An dieser Stelle kommt noch ein weiterer Faktor ins Spiel. Denn wir sind nicht nur ein Produkt unserer Gene und unserer Lebensweise, sondern vor allem soziale Wesen. Wie schottische Forscher herausfanden, neigen Übergewichtige dazu, sich einen Partner zu suchen, der ebenfalls ein paar Kilo zu viel auf die Waage bringt. Gleich und Gleich gesellt sich eben gern! Und unsere Lust, uns am anderen zu orientieren, geht noch weiter. Wenn die besten Freunde zunehmen, kann es sein, dass auch wir bald mehr Kilos auf die Waage bringen. Das jedenfalls berichtet eine Studie aus Neuengland. Um sage und schreibe 57 Prozent steigt diese Wahrscheinlichkeit bei engsten Freunden.

Nehmen Geschwister zu, erhöht sich das Risiko um 40 Prozent, bei einem Lebenspartner um 37 Prozent. Wen wir lieben und bewundern, dem gleichen wir uns gern an. Oft sogar Pfund für Pfund! Wer jedoch den Rückwärtsgang konsequent einlegen möchte, animiert sein Umfeld am besten dazu, bei der 1-Tages-Diät mitzumachen. Dann kann der wöchentliche Fastentag zum gemeinsamen vergnüglichen Event mit Sport, Spiel und mehr freier Zeit als üblicherweise werden.

KÖRPERGEWICHT UND KINDERWUNSCH

Etwa jede dritte Frau im gebärfähigen Alter ist übergewichtig. Wird sie schwanger, gefährdet sie nicht nur sich selbst, sondern auch ihr heranwachsendes Baby. Übergewicht ist ein zentraler Risikofaktor für die Entstehung von Schwangerschaftsdiabetes, der – wird er nicht erkannt und behandelt – mit einer regelrechten »Glukosemast« des Ungeborenen einhergeht, warnt Andreas Plagemann, Professor an der Klinik für Geburtsmedizin der Charité in Berlin. Der fehlgesteuerte Stoffwechsel schädigt das heranwachsende Leben bereits im Mutterleib. Die Folge: Diese Kinder leiden später oft mehr unter starkem Hunger und Gewichtsproblemen als die Kinder normalgewichtiger Mütter.

»Pränatale Programmierung« heißt es im Fachjargon, wenn Schwangere die Veranlagung zum Übergewicht an ihre Kinder weiterreichen. Mindestens jede zehnte Frau entwickelt während der Schwangerschaft einen Diabetes, der leider oft unentdeckt bleibt. Experten glauben, dass viele Tausend Neugeborene von der zuckrigen Last betroffen sind. Sie kommen durch die übersüßte Ernährung im Mutterleib bereits übergewichtig zur Welt. Gerade in der Zeit kurz vor und nach der Geburt legt der Körper auch die Muster für Hunger und Sättigung fest. Daher kann es passieren, dass die Winzlinge auf allzu kalorienreiche Fertignahrung oft mit mehr Hunger und gestörter Sättigung reagieren. Schlimmstenfalls haben Betroffene später ihr Leben lang Probleme, ihr Gewicht zu halten. Dabei lässt sich all dem einfach vorbeugen, indem zukünftige Mütter in die 1-Tages-Diät einsteigen, bevor sie die Verhütung absetzen.

Anders leben für ein Wunschkind

Einer der häufigsten Gründe für ungewollte Kinderlosigkeit ist Übergewicht. Frauen, die nicht nur vollschlank, sondern deutlich übergewichtig sind, erhöhen ihre Aussicht, ein Kind zu bekommen, wenn sie etwa 10 Prozent ihres Gewichts abnehmen. Nutzen sie dafür intermittierendes Fasten mit der 1-Tages-Diät, schwinden die Pfunde langsam, aber stetig. Ist das Wunschgewicht erreicht, sollten die Verhütungsmittel nicht sofort abgesetzt, sondern mindestens drei Monate gewartet werden, damit sich der Stoffwechsel stabilisieren kann. Frauen, die ihr Übergewicht vor allem in der Bauchregion haben, sollten zusätzlich zum wöchentlichen Fastentag abends konsequent proteinreich und kohlenhydratarm essen. Also Fisch, Geflügel, Fleisch und Tofu oder Sojasteak im Wechsel, dazu eine große Portion Gemüse oder Salat. Um Pizza, Pasta, Reis und Weißbrot sollte man einen großen Bogen machen. Es empfiehlt sich auch, nach Absprache mit dem Arzt vorsorglich täglich 200 Mikrogramm Jod und 400 Mikrogramm Folsäure einzunehmen.

Rundliche Frauen, die sich ein Kind wünschen, können mit der 1-Tages-Diät und regelmäßiger Bewegung ihre Chancen auf eine problemlose Schwangerschaft und ein gesundes Kind deutlich erhöhen. Geht das Gewicht auf Normalniveau zurück, sinkt zum Beispiel auch das Risiko einer Fehlgeburt um bis zu 40 Prozent.

Von Unfruchtbarkeit und Schwangerschaftsproblemen sind keineswegs alle Frauen betroffen, die zu viel auf die Waage bringen. Deshalb existiert auch keine Kilogrenze für eine gesunde Schwangerschaft. Allein die Veranlagung für einen gestörten Zuckerstoffwechsel (Diabetes) und übermäßiges Fett um die Taille spielen eine Rolle. Selbst bei sonst schlanken Frauen kann ein rundes Bäuchlein (abdominales Fettverteilungsmuster) frühzeitig eine solche Veranlagung anzeigen.

Nach Beginn der Schwangerschaft hängt es vom Schwangerschaftsverlauf und der sportlichen Aktivität in der Zeit davor ab, wie aktiv werdende Mütter sein sollten. Manche Forscher empfehlen für die ersten 18 Schwangerschaftswochen eher ausdauerndes Schwimmen als anstrengendes Joggen oder Aerobic. Liegen keine Komplikationen vor und keine Risikoschwangerschaft, kann man aber durchaus auch intensiver trainieren. Je näher der Geburtstermin rückt, desto ruhiger sollte das Körpertraining geraten. Gezielte Trainingsarten, die kräftigen und Stress mindern, wie etwa Geräte-Pilates, Feldenkrais oder Yoga, sind bis zum letzten Tag ideal für nervöse Schwangere. Fahrrad fahren oder Aquafitness helfen Frauen mit empfindlichem Zuckerstoffwechsel bis in den neunten Monat, gesund und leistungsfähig zu bleiben.

ZUCKERTEST BEI VERDACHT

Frauen, die schon als junge Mädchen übergewichtig waren und sich vergeblich ein Kind wünschen, sollten ihren Arzt bitten, ihren Zuckerstoffwechsel gründlich zu untersuchen. Mit einem Glukosetoleranztest kann er prüfen, ob der Zuckerwert im Blut – nüchtern – zwei Stunden nach dem Test im Normbereich liegt. Auch Labortests zeigen Störungen des Zuckerstoffwechsels. Hilfreich sind viel Sport und eine kohlenhydratarme Diät mit reichlich Gemüse. Manchmal sind sogar Diabetesmedikamente, etwa Metformin, nötig. Ist der Zuckerstoffwechsel wieder in der Balance, steigt die Chance auf eine Schwangerschaft.

2

DER OPTIMALE START IN DEN FASTENTAG

So weit die Theorie, nun geht's an die Praxis. Es gilt jetzt, sich klare, aber überschaubare Ziele zu stecken, zum Beispiel bis zum nächsten Sommer drei, vier Kilos abzuspecken. Bleiben Sie aber möglichst realistisch und überschätzen Sie sich nicht. Weil die 1-Tages-Diät keine Radikalkur ist, kann es mehrere Wochen dauern, bis das Ziel erreicht ist. Ein Pfund pro Woche wäre schon ein toller Erfolg. Dann können Sie sich Woche für Woche darauf freuen, auf die Waage zu steigen.

DIE WICHTIGSTEN FRAGEN VORAB

Längst überfällige und belastende Aufgaben wie etwa den Tiefkühler abzutauen, die Einkommensteuererklärung zu erledigen oder Kleider für die Altkleidersammlung auszusortieren, erledigen Sie am besten noch vor der Diät. Dann haben Sie den Kopf frei und können unbelastet starten. Wer mit der 1-Tages-Diät beginnt und noch nie einen ganzen Tag auf Essen verzichtet hat, stellt sich vermutlich einige Fragen:

Halte ich die lange Esspause überhaupt durch? Wird mich nicht den ganzen Tag schrecklicher Hunger plagen?

Antwort: Am ersten Fastentag erscheint der Hunger meistens zu der Zeit, zu der man normalerweise etwas isst. Doch er geht schnell vorbei.

Kann ich dabei überhaupt konzentriert arbeiten? Reicht meine Energie aus, um zum Fitnesstraining zu gehen?

Antwort: Im Gegensatz zu den gängigen Vorstellungen werden Sie sich an Fastentagen besonders aktiv und unternehmungslustig fühlen. Auch für Sport reichen die Kräfte, nur ganz wenige Kurzzeitfastende leiden unter kleinen Schwächephasen. Fühlen Sie sich gerade schlapp, verzichten Sie eben auf allzu anstrengende Workouts und verlegen sich lieber auf Lockerungsübungen. Oder Sie gönnen sich eine kurze Ruhepause. Mit zunehmendem Fastentraining werden solche Phasen immer seltener.

Spielt mein Kreislauf mit? Bekomme ich vielleicht Kopfschmerzen?

Antwort: Kopfweh kann auftreten, wenn der Blutdruck sehr stark absinkt. Abhilfe schaffen entweder Bewegung, also ein kurzer Spaziergang, oder einfache Übungen. Diese lockern Verspannungen und verbessern die Durchblutung des Gehirns und die Sauerstoffaufnahme. Am besten hilft aber, etwas zu trinken. Ideal ist eine Gemüsebrühe, die mit etwas Salz und vielen Mineralstoffen den Wasserhaushalt des Körpers stabilisiert und den Kreislauf in Schwung bringt.

Und mein geliebter Milchkaffee? Auf den will ich eigentlich nicht verzichten.

Antwort: Jetzt heißt es ganz stark sein: Milchkaffee liefert Kalorien, (Milch-)Zucker, Fett und Eiweiß. Das Getränk stoppt also den inneren Schlankmacher FoxA2, lässt das Insulin ans Ruder und beendet damit den Fastenmodus. Also auf die Milch im Kaffee verzichten. Wer seinen Kaffee ohne Milch nicht mag, kocht sich vielleicht lieber einen Tee. Denn Milchkaffee zählt als Mahlzeit, nicht als Getränk zum Durstlöschen.

Der Erfolg beginnt im Kopf

Unser Tagesablauf wird durch Mahlzeiten strukturiert: Frühstück, Kaffeepause, Besuch der Kantine, nachmittags ein paar Kekse zum Kaffee, gemütliches Abendessen daheim. Das sind lieb gewonnene Pausen im sonst oft hektischen Alltag. An Fastentagen fällt zwar das Essen weg, doch auch mit einem schönen Getränk lässt sich die verdiente Pause genießen. Einfach hinsetzen, entspannen, in kleinen Schlucken trinken und die Auszeit annehmen. Also keine Sorge: Auch auf Fastentage darf man sich freuen.

Vereinbaren Sie einen Termin beim Hausarzt

Für einen gesunden Menschen gilt: Ein Null-Kalorien-Tag pro Woche ist kein Problem für den Körper, sondern eine Entlastung. Es sei denn, man leidet an einer chronischen Erkrankung. Ob aber die eigene Einschätzung der Verfassung auch objektiven Maßstäben standhält, erfahren Sie beim Hausarzt. Erklären Sie ihm, dass Sie einen Tag pro Woche fasten möchten, wird er, falls nötig, die Laborwerte überprüfen. Sind diese in Ordnung, schenkt das schon mal ein sicheres Gefühl. Gut informierte Mediziner unterstützen und beraten ihre Patienten bei der 1-Tages-Diät. Sie sollten den Arzt also unbedingt darauf hinweisen, dass es hier nicht um das Langzeitfasten geht, sondern um einzelne wöchentliche Fastentage, also um intermittierendes Fasten. Wer Medikamente braucht, die laut Beipackzettel zu den Mahlzeiten eingenommen werden müssen, klärt im Arztgespräch, wie damit an Fastentagen zu verfahren ist. Hat der Hausarzt Bedenken, kann man beispielsweise die Fastenphasen verkürzen.

Für Kinder und Jugendliche, Schwangere und Stillende ist die 1-Tages-Diät nicht geeignet. Auch bei den folgenden Krankheiten oder Symptomen wird der Arzt wahrscheinlich vom Kurzzeitfasten abraten:

- Zehrende Erkrankungen und zu geringes Körpergewicht
- Tendenz zur Unterzuckerung (Hypoglykämie)
- Leber- und Nierenleiden, Gicht
- Störungen des Hormonhaushalts
- Magengeschwüre oder Magenschleimhautentzündung
- Schwere und lang andauernde Schlafstörungen
- Depressionen
- Alkohol- und Drogensucht
- Aktuelle oder bewältigte Essstörungen

DIE ENTSCHEIDUNG IST GEFALLEN – NUN GEHT'S LOS

Spontane Menschen werden sich nach dem Arztbesuch sagen: Also alles klar, morgen fange ich an und ziehe den ersten Tag einfach durch. Das geht! Kein Problem. Vorsichtigere Menschen wollen sich lieber ein paar Tage lang vorbereiten und planen ihre erste 1-Tages-Diät. Sie sehen der Kalorienpause gelassener entgegen, wenn sie im Vorfeld ein gutes Management betreiben.

Feste oder flexible Fastentage?

Zunächst gilt es, den richtigen Tag auszusuchen. Die meisten können perfekt fasten, während sie arbeiten, und ihrer Tagesroutine wie gewohnt nachgehen. Genügend Beschäftigung, Gesellschaft und nette Verabredungen, sportliche Betätigung und die Anforderungen des Alltags helfen dabei, locker über den Fastentag zu kommen. Die meisten, die es ausprobiert haben, meinten, je mehr im Kalender stünde, desto leichter falle die Kalorienpause. Und weil man sich nicht ums Essen kümmern muss, erledigt man oft sogar noch mehr als sonst.

Doch manchen fällt es schwer, Pflichten und Arbeit mit dem Fasten in Einklang zu bringen. Wer sich nicht vorstellen kann, einen Tag in Job und Stress, Routine und Zeitdruck mit der 1-Tages-Diät unter einen Hut zu bekommen, sucht sich einen freien Tag am Wochenende aus, zieht sich zurück und gönnt sich eine Auszeit mit Wellness und Entspannung. Dann genießt man den Tag vielleicht mit ausgedehnten Spaziergängen, Kosmetik und Körperpflege, Entspannungsübungen, einem ausgiebigen Mittagsschläfchen, langen Telefonaten mit lieben Freunden oder der umfassenden Lektüre der Tageszeitung. Wer seinen allerersten Fastentag innerlich mit angenehmen Erfahrungen verbindet, wird sich auf jeden weiteren freuen und die 1-Tages-Diät genießen.

Führen Sie vorerst eine Routine ein

Haben Sie sich für einen bestimmten Wochentag entschieden, bleiben Sie am besten eine Weile dabei. Natürlich lassen sich Fastentage verlegen, wenn es unbedingt nötig ist. Doch sollten Sie das anfangs möglichst vermeiden. Der Grund: Unser Körper gewöhnt sich schnell an eine feste Routine. Dann stellt sich das Gehirn auf die Kalorienpause mit weniger Hunger und angenehmem Befinden ein. Es fragt nicht: »Hallo, warum gibt es nichts zu essen? Muss ich mir Sorgen machen?«, sondern sagt sich: »Okay, ich weiß Bescheid, kein Alarm, morgen kommt wieder etwas auf den Teller.« Wer nach einer Weile aus praktischen Erwägungen von der Routine abweicht, wird feststellen, dass er am ursprünglichen Fastentag viel weniger Hunger verspürt als an dem neu eingeplanten. Das ist eine tolle Erfahrung, zeigt sie doch, wie perfekt der Körper sich an die Kalorienpause gewöhnt und wie positiv er darauf reagiert.

Überlassen Sie den Fastentag nicht dem Zufall

Wer sich ganz spontan im Laufe der Woche entscheiden möchte, an welchem Tag er fastet, macht sich das Durchhalten schwer. Denn ruck, zuck ist die Woche vergangen und die 1-Tages-Diät womöglich ausgefallen. Dann stellt man fest: Den einen einzigen, ideal geeigneten Tag wird es auch in der kommenden Woche nicht geben. Und schon geraten die guten Vorsätze ins Wanken. Es kostet unnötige Kraft, sich jede Woche aufs Neue zu überlegen, welcher Tag sich perfekt fürs Fasten eignet. Also besser alle Bedenken beiseiteschieben und einen Wochentag bestimmen, ohne Wenn und Aber. Wer sich nicht entscheiden kann, weil er glaubt, sein Terminkalender ließe es nicht zu, setzt sich am Wochenende in Ruhe hin, prüft die Terminlage und markiert entschlossen seinen Fastentag. Irgendwann heißt es nämlich: Prioritäten setzen. Erste Priorität ist mein Fastentag. Alles andere muss sich unterordnen, basta. Sie werden sehen, es funktioniert!

Am Ende des Tages wird der Wille schwächer

Gerade die Abende der 1-Tages-Diät stellen manchen vor kleine Herausforderungen. Wer es liebt, nach der Arbeit sofort aufs Sofa zu sinken, ahnt vielleicht, dass sich seine Gedanken dann bald auf Leckereien oder einen Feierabenddrink richten werden. Was hilft dagegen? Optimal eignet sich ein Tag mit einem festen wöchentlichen Abendtermin. Ob Chorprobe oder Yogastunde, Schachklub oder Saunarunde: Wenn Sie den Abend aktiv und in netter Gesellschaft verbringen, kommen Sie garantiert kaum in die Versuchung, den Kühlschrank zu plündern. Wer keine regelmäßigen Abendtermine hat, kann sich für die Fastentage etwas Schönes vornehmen. Schließlich wollten Sie doch schon lange einmal wieder ins Kino und ins Theater gehen, nicht wahr?

Suchen Sie sich jemanden, der mitmacht

Das intermittierende Fasten wird um einiges einfacher, wenn ein lieber Mitmensch den Weg zum Wohlfühlgewicht mit Ihnen geht und Sie dabei unterstützt, Hindernisse zu überwinden oder – falls nötig – Gewohnheiten und Sichtweisen zu verändern. Selbst wenn es nur kleine Hürden sind, die Ihnen bei der 1-Tages-Diät im Weg stehen, macht es zu zweit viel mehr Spaß, sie zu überwinden. Ein Begleiter, der unseren Glauben an uns selbst unterstützt, ist oft entscheidend für das Gelingen – vor allem wenn das Projekt Abnehmen auf einen längeren Zeitraum angelegt ist. Es muss ja nicht derselbe Tag sein, an dem Sie fasten, es genügt vollkommen, wenn Sie sich regelmäßig austauschen und gegenseitig ermutigen. Noch einfacher für Leute mit wenig Zeit ist, wenn Sie sich täglich digitale Nachrichten senden. Kurznachrichten sind ideal, wenn Sie Verhaltensänderungen durchsetzen und absichern möchten. Und ganz nebenbei entsteht auf diesem Weg ein Tagebuch der 1-Tages-Diät.

Wenn Sie mal schwach geworden sind

Den ganzen Tag durchgehalten und dann doch am Abend von dem köstlichen Kartoffelgratin vom Vortag genascht? Nicht die Kraft gehabt, in der Kaffeepause den Kuchen der Kollegin abzulehnen? Auf dem Heimweg einen großen Latte macchiato im Coffeeshop bestellt? Das kann vorkommen, ist aber kein Grund, ganz und gar aufzugeben. Wer das erklärte Ziel von über 30 Stunden ohne Nahrung nicht auf Anhieb durchhält, rechnet am besten mal nach, wie viele Fastenstunden er bis zum Snack bereits geschafft hat. Sicher waren es schon viele! Also nicht aufgeben, sondern Strategien entwickeln: Beim nächsten Fastentag gilt es, Situationen zu meiden, die den Verzicht erschweren. Dabei helfen Ihnen kleine Tricks, wie etwa alles Essbare aus dem Sichtfeld zu schaffen und gut verpackt im Kühlschrank oder in den Schränken verschwinden zu lassen, die Kollegin vor der Kaffeepause beiseitezunehmen und ihr zu erklären, dass Sie ihren Kuchen immer sehr gern essen, aber eben heute nicht, und beim Heimweg einen kleinen Umweg zu nehmen und damit dem verführerischen Latte macchiato aus dem Weg zu gehen.

Ab in den Wohlfühlmodus

Haben Sie Angst vor Erschöpfung, Konzentrationsschwäche, Kopfweh oder Kreislaufproblemen an Fastentagen? Keine Sorge. Solche Beschwerden sind nicht etwa typisch für den Verzicht auf

Kalorien, sondern für einen Mangel an Bewegung und vor allem an Flüssigkeit. Flüssigkeitsmangel macht das Blut dicker. Das Herz hat dann mehr Mühe, es durch den Körper zu pumpen, der Kopf wird weniger gut durchblutet und die Sauerstoffversorgung gerät ins Stocken. Was kann man dagegen tun? Es reicht schon, frühmorgens das erste Glas Wasser im Bett zu trinken, danach alle halbe Stunde eine kleine Trinkpause einzulegen und ein paar Schlucke zu nehmen. Wer leicht vergisst, zum Glas zu greifen, stellt sich den Trinkbecher in Sichtweite und sucht sich Getränke aus, die ihm wirklich schmecken.

CHECKLISTE FÜR DEN ABEND VOR DER 1-TAGES-DIÄT

Machen Sie aus den Vorbereitungen ein Abendritual:

- Die letzte Mahlzeit nicht zu spät essen – wenn der Tagesrhythmus es erlaubt, am besten vor 18 Uhr. Den folgenden Fastentag meistern Sie am problemlosesten, wenn diese Mahlzeit nicht zu viele Kohlenhydrate enthält. Gut geeignete Rezepte finden Sie ab Seite 114.
- Nach der Mahlzeit nichts mehr naschen und möglichst auch keinen Alkohol trinken. Alles Essbare wegräumen. Das gilt nicht nur für verlockende Naschereien und Keksteller, auch die Obstschale muss aus dem Blickfeld verschwinden.
- Teebeutel und Brühe in der Küche bereitstellen, für unterwegs einen Vorrat davon einpacken.
- Vor dem Schlafengehen ein Glas und eine Wasserflasche ans Bett stellen.
- Einen Abendspaziergang, ein duftendes Bad oder einen entspannten Abend mit einem guten Buch einplanen.
- Früh ins Bett gehen, den Raum gut abdunkeln und die ersten Fastenstunden verschlafen.

Begegnen Sie Ihrem Umfeld gelassen

Natürlich wird es Ihrem Umfeld nicht entgehen, wenn Sie einen Tag pro Woche als Tischgenosse ausfallen. Klug ist es, sich auf typische Situationen vorzubereiten, die an Fastentagen auftauchen können. Was sage ich zur Kollegin, die öfter mal Kuchen ins Büro mitbringt? Was erwidere ich dem Liebsten, der nörgelt, dass es ungemütlich ist, wenn ich nicht mitesse? Und wie gehe ich mit besorgten Angehörigen um, die um meine Gesundheit fürchten? Wer auf Hindernisse und kleine Konflikte frühzeitig vorbereitet ist, ist in diesen Situationen besser gewappnet und kann entspannt bleiben. Idealerweise legen Sie sich rechtzeitig einige gelassene Antworten zurecht, mit denen Sie größere Debatten im Keim ersticken und Ihren Fastentag entspannter durchziehen können.

DER FASTENTAG – SO WIRD ER LOCKER UND ANGENEHM

Der Wochentag ist festgelegt, Partner und Kinder wissen Bescheid und sind – falls nötig – versorgt. Die Brühe steht im Kühlschrank bereit, eine Auswahl Teesorten ist eingekauft. Nun kann es losgehen mit der 1-Tages-Diät.

Morgendliche Rituale helfen

Nicht jeder schafft es, nach dem ersten Piepen des Weckers entschlossen aus dem Bett zu springen und aktiv in den Tag zu gehen. Für einen bewussten Start in die 1-Tages-Diät kann ein kleines Morgenritual sorgen. Der immer gleiche Ablauf taktet den Körper auf die Fastenphase ein. Gönnen Sie sich dafür ruhig ein Viertelstündchen, immerhin sparen Sie die Zeit für das Frühstück ein.

Starten Sie mit einem Glas Wasser

Der Körper hat morgens seine erste, nächtliche Fastenzeit schon hinter sich. Um den Kreislauf anzuregen, sollten Sie schon im Bett die ersten ein bis zwei Gläser Wasser trinken. Mancher schwört auf warmes Wasser oder milden Kräutertee als Wachmacher.

Rekeln und strecken Sie sich

Wer sich im Bett dehnt und rekelt, bringt den Körper ganz allmählich auf Betriebstemperatur. Der Kreislauf wird hochgefahren und die Muskulatur sanft aus dem Ruhemodus geweckt. Dazu die Arme und Beine anwinkeln und strecken, die Hände zu Fäusten ballen und wieder öffnen, mit den Füßen kreisen und vielleicht ein wenig in der Luft »Fahrrad fahren«. Nach einigen Minuten lockernder Bewegungen kommen Sie garantiert viel leichter aus den Federn.

Gönnen Sie sich eine morgendliche Dusche

Auch die morgendliche Dusche kurbelt den Kreislauf an. Besonders gut gelingt das mit Wechselduschen. Wer es schafft, den inneren Schweinehund zu besiegen und die Dusche auf kalt zu stellen, wird schon nach wenigen Tagen mit einem stabileren Kreislauf belohnt. Eine Anleitung zum Wechselduschen gibt es auf Seite 63.

Genießen Sie den ersten Tee oder Kaffee

Nun ist es Zeit für den ersten köstlichen Tee oder einen aromatisch duftenden Kaffee. Wer nicht mehr als vier Tassen Kaffee pro Tag trinkt und weder Milch noch Zucker benötigt, braucht auch an Fastentagen auf diesen Genuss nicht zu verzichten. Wer allerdings stark gesüßten Kaffee mit viel Milch zu seinen Lieblingsgetränken zählt, beginnt den Tag besser mit einem ebenfalls anregend wirkenden grünen oder schwarzen Tee. Den Morgen mit einem anderen als dem gewohnten

Getränk zu beginnen, kann dem Körper auch signalisieren: Der heutige Tag wird anders verlaufen als gewohnt. Diese Veränderung kann zu einem Teil des Rituals für die 1-Tages-Diät werden.

EINSTIMMEN AUF DIE 1-TAGES-DIÄT

Sind die Gehirnzellen schon einsatzbereit? Ein wenig Algebra beim Wachrekeln oder Duschen kann für einen Gute-Laune-Kick sorgen. Haben Sie gestern gegen 17 Uhr das letzte Mal etwas gegessen? Dann setzt spätestens um 7 Uhr morgens die Autophagie (siehe Seite 24 f.) mit dem inneren Recycling ein.

Mit Hunger und Appetit richtig umgehen

Magenknurren an den Fastentagen kommt vor, das ist klar. Wer auf die Uhr schaut, wird feststellen, dass sich das Gefühl pünktlich zu den gewohnten Essenszeiten einstellt. Doch so schnell, wie es gekommen ist, verschwindet es auch wieder. Wer mit der 1-Tages-Diät für einen gesunden und fitten Körper sorgt, wird feststellen, dass er an den Fastentagen weder Dauerhunger noch Magenschmerzen fürchten muss. Vielmehr erscheinen Gelüste nach etwas Essbarem hin und wieder, aber sie verschwinden auch ziemlich schnell.

Das Beste an Fastentagen ist, dass wir lernen, mit unseren Hungergefühlen locker umzugehen. Zugegeben: Anfangs ist es nicht angenehm. Wer aber schon mehrere 1-Tages-Diäten hinter sich hat, weiß, dass der Hunger einfach nur ein Signal des Körpers ist, mit dem er uns sagen möchte: Um diese Zeit isst du gewöhnlich. Oder: Die letzte Mahlzeit ist lange her. Ein Alarmsignal des Körpers ist Hunger heutzutage nicht mehr. Messen wir dem Störenfried also nicht zu viel Bedeutung bei.

Erste Hilfe bei Hunger

- **Für Abwechslung sorgen und abwarten:** Jemanden anrufen, häusliche Aufgaben erledigen, im Internet die Bankgeschäfte erledigen, eine Schublade aufräumen – was auch immer für Ablenkung sorgt, ist gut. Wenn sich die Gedanken auf andere Dinge konzentrieren, erledigt sich das Magengrummeln spätestens nach 15 Minuten von selbst.

- **In sich hineinhören:** Ist das wirklich Hunger oder vielleicht eher Durst? Ein Glas Wasser oder ein Kräutertee schaffen dann schnell Abhilfe. Für ein wohliges Gefühl im Magen darf es natürlich auch eine Tasse duftende Brühe (siehe ab Seite 81) sein.

- **Nochmals genauer hinhören:** Kann es sich bei dem Gefühl vielleicht auch bloß um Appetit handeln? Wer Verlangen nach Kuchen, Schokolade oder Eiscreme verspürt, weiß: Genau das muss es sein und nichts anderes. Hunger ist weitaus weniger zielgerichtet als das Luxusgefühl Appetit. Wer also Appetit als Ursache ausgemacht hat, weist ihn freundlich in die Schranken: Melde dich morgen wieder!

- **An die frische Luft gehen:** Alle Kollegen marschieren gerade in die Kantine oder ins Restaurant? Der Tag nimmt kein Ende, weil die gewohnten Genüsse fehlen? Wer keine Zeit mit Einkaufen, Kochen und Essen verschwendet, gönnt sich am besten mehr Zeit im Freien. Bewegung im natürlichen Licht hebt die Laune und aktiviert den Kreislauf.

- **Positiv denken:** Super – wenn der Hunger kommt, geht der Körper genau jetzt an seine Fettreserven!

- **Vertrösten:** Hunger ist in modernen Zeiten kein lebensbedrohliches Alarmsignal mehr. Wir nehmen ihn wahr und sagen uns: Morgen gibt's ja wieder etwas zu essen.

WARUM DER MAGEN KNURRT

Unser Magen-Darm-Trakt ist immer in Bewegung. Tag und Nacht führen Speiseröhre, Magen und Darm wellenförmige Bewegungen aus. Housekeeping nennen das die Mediziner und erklären damit, wozu die Aktivitäten des Verdauungstrakts gut sind: Alles wird schön sauber und ordentlich gehalten, Speisen und Magensäfte werden kontinuierlich verarbeitet und transportiert. Der leere Magen ist ein Klangkörper, der mit viel Luft gefüllt ist. Deshalb werden die Verdauungsgeräusche lauter. »Musik« entsteht im Bauch: das Magenknurren.

Küche, Kantine, Bäckerei und Supermarkt meiden

Ist die 1-Tages-Diät erst einmal zur Routine geworden, gelingt es Ihnen, auch an Fastentagen den Wochenendeinkauf zu erledigen, der Familie ein Mittagessen zu kochen und mit einer Tasse Tee den Kollegen beim Pommesessen zuzuschauen. Wer jedoch gerade mit dem Kurzzeitfasten begonnen hat, muss sich das nicht zumuten. Anfangs geht man dem Essen besser aus dem Weg:

- Wer für andere sorgen muss, kauft am Vortag ein und kocht den Lieben ein Mittagessen, das sie sich selbst aufwärmen. Besser nicht das eigene Lieblingsessen kochen – der Duft könnte zu sehr verlocken. Oder Sie geben den Kindern etwas Geld für die Schulkantine und bitten den Partner, im Betriebsrestaurant zu essen.

- Machen Sie um Bäckereien und Einkaufszentren einen großen Bogen, denn die Düfte verlocken zum Konsum. In modernen Einkaufszentren riecht es häufig eher wie in einer Kantine, denn auf allen Etagen gibt es Cafés, Pizzabäcker, Imbissgeschäfte und heiße Theken.

TREPPENSTEIGEN SCHLÄGT KOFFEIN

Zeit für eine Energiewende? Schon nach zehn Minuten Treppensteigen fühlten sich die Frauen in einem Experiment der University of Georgia energiegeladener und dynamischer als die Frauen, die ihr Leistungstief mit einem Kaffee auszugleichen versuchten. Zehn Minuten kann jeder erübrigen und eine Treppe gibt es auch bei nahezu jedem Arbeitsplatz, denn eine realitätsnahe Situation war den Wissenschaftlern bei dieser Studie wichtig. Also treppauf, treppab laufen und dabei immer fitter werden.

Den Kreislauf trainieren

Wer sich schlapp fühlt, aber vom Arzt bestätigt bekommt, dass keine organische Ursache dafür vorliegt, kann selbst viel dazu beitragen, die unliebsamen Symptome zum Verschwinden zu bringen. Muskeln wachsen erst richtig, wenn man sie regelmäßig fordert, das ist allgemein bekannt. Das Gleiche gilt auch, wenn der Kreislauf ein bisschen schwächelt: Er muss trainiert werden, damit er in jeder Situation angemessen reagieren kann.

Manche Menschen sitzen den ganzen Tag im warmen Büro, erledigen fast jeden Weg mit dem Auto oder dem Bus und kuscheln sich abends in die Wolldecke gehüllt auf das Sofa. Wer sich hier wiederfindet, beansprucht sein Herz-Kreislauf-System zu wenig. Es büßt dabei seine Reaktionsschnelligkeit ein und gerät schon bei kleinen Belastungen – etwa schnellem Aufstehen oder wechselnden Wetterlagen – ins Trudeln. Regelmäßiges Körpertraining sorgt dagegen innerhalb kurzer Zeit dafür, dass Schwindel und weitere Symptome wie Kopfschmerzen, Ohrensausen, Augenflimmern und Stimmungsschwankungen der Vergangenheit angehören. Also nichts wie raus aus der Komfortzone! Wenn der Kreislauf wieder im Normalbereich läuft, fällt manchem auf, dass viele unliebsame Symptome, die man auf Anhieb nicht unmittelbar mit dem schlappen Kreislauf in Verbindung gebracht hatte, verschwunden sind: Wer früher dauermüde und antriebslos war und glaubte, den Tag nicht überstehen zu können, stellt jetzt fest, dass er sich fröhlicher, fitter und ausgeruhter den Anforderungen des Alltags stellen kann. Sogar ewig kalte Hände und Füße sind besser durchblutet und müssen nicht mehr mit heißem Tee oder Wärmflasche auf Normaltemperatur gebracht werden.

Wenn einem plötzlich flau wird ...

- **Sich hinsetzen oder hinlegen:** Wer nach dem Aufstehen mit Benommenheit zu kämpfen hat, macht meist spontan das Richtige: Er setzt sich erst mal wieder hin. Das reicht meistens schon, damit das Gehirn wieder ausreichend durchblutet wird und Stürze vermieden werden. Bei hartnäckigen Attacken hilft es, sich hinzulegen und die Füße hochzulegen, zum Beispiel auf ein Kissen oder einen Bücherstapel.

- **Salz lecken:** Ein Tütchen Salz aus der Betriebskantine oder ein Ministreuer in der Handtasche oder in der Büroschublade leistet Erste Hilfe: wenige Körnchen auf den Handrücken streuen und ablecken.

- **Wasser trinken:** Wer zu wenig trinkt, leidet häufiger unter den Symptomen eines instabilen Blutdrucks. Vorbeugend kann man ein paar Gläser Wasser oder Tee mehr trinken. Ist der Schwindel bereits da, sorgt eine Tasse Brühe für schnellstmögliche Linderung, denn sie verbindet zwei Sofortmaßnahmen miteinander: Sie liefert Flüssigkeit und Salz. Am besten nur leicht erwärmen, dann kann man sie schneller trinken.

- **Für Kühlung sorgen:** Einen Waschlappen oder unterwegs ein paar Papierhandtücher aus dem Waschraum mit kaltem

Wasser tränken und seitlich an den Hals legen. Durch den Kältereiz an der Halsschlagader verengen sich die Gefäße und der Blutdruck steigt.

- **Beine bewegen:** Wer in Job und Alltag lange steht oder nach mehreren Stunden Büroarbeit abrupt aufsteht, kennt ebenfalls Kreislaufbeschwerden wie Ohrensausen oder Benommenheit. Unterstützt man den Blutkreislauf durch Aktivierung der Wadenmuskulatur, sprechen Fachleute von der Muskel- oder Venenpumpe. Durch wechselnde An- und Entspannung der Wadenmuskulatur wird der Rückfluss des Blutes zum Herzen unterstützt. Probieren Sie die folgenden Übungen aus. Sie sind überall und jederzeit durchführbar. Wiederholen Sie jede Übung mehrmals hintereinander:

  Übungen im Stehen:
  - Auf den Füßen wippen.
  - Die Zehen nach oben ziehen.
  - Bei angehobenem Bein mit dem Fuß kreisen.

  Übungen im Sitzen:
  - Die Fersen im Wechsel heben, die Zehen am Boden lassen. Danach die Fußspitzen abwechselnd heben und die Fersen am Boden lassen.
  - Die Beine im Wechsel heben und die Fußspitzen heranziehen.

FÜR EINEN STABILEN KREISLAUF

Mit einem Rundumpaket für einen gesundheitsbewussten Lebensstil können Kreislaufschwache ihre Beschwerden verbessern. Schwindel, Kopfdruck und Ohrensausen verschwinden dauerhaft, wenn man sich auf kleine Änderungen im Verhalten einlässt.

Was hilft am besten?

Sport und körperliche Bewegung: Die positive Wirkung von regelmäßigem Sport auf das Herz-Kreislauf-System gilt unter Fachleuten als gesichert. Also runter vom Sofa und rein ins Fitnessstudio oder raus in die Natur. Wer es schafft, sich mehrmals pro Woche mindestens 30 Minuten bei mittlerer Intensität zu bewegen, bekommt Probleme mit dem Blutkreislauf schnell in den Griff. Mehr zum Thema Sport und Bewegung ab Seite 137.

Klagt jemand nach dem Sport erst recht über Schwindel und Kopfschmerzen, könnte Flüssigkeitsmangel durch schweißtreibendes Training der Auslöser sein. Auch ein abrupter Abbruch der sportlichen Betätigung kann Schwindel verursachen. Nach dem Joggen empfiehlt es sich daher, die Herzfrequenz wieder langsam zu senken, indem man eine kurze Strecke geht oder sehr langsam ausläuft. Nach einer anstrengenden Trainingseinheit sollte man seinen Muskeln noch etwas Entspannung gönnen, entweder mit einer leichten Mobilisation und Entspannungsübungen oder etwa eine halbe Stunde später, wenn die Muskeln nicht mehr so aufgepumpt sind, mit Dehnübungen.

Morgens vor dem Aufstehen setzt man sich am besten erst einmal auf die Bettkante und weckt den Kreislauf sanft mit Rekeln, Dehnen und Strecken. Tagsüber kann man auch im Sitzen und Stehen Beine und Füße bewegen. Das ersetzt zwar keine sportliche Betätigung, unterstützt aber auf sanfte Weise die Stabilität des Herz-Kreislauf-Systems.

Wärme- und Kältereize: Durch Wärme werden die Blutgefäße geweitet, abrupt einsetzende Kälte sorgt dafür, dass sich die Adern wieder zusammenziehen und das Blut schneller durch die Gefäße gepumpt wird. Regelmäßige Übungen helfen, den Kreislauf an diese flexible Reaktion zu gewöhnen. Also ab und zu mal für kurze

Zeit ohne Schal und Mütze ins Freie gehen, Wechselduschen am Morgen durchziehen und eventuell einen wöchentlichen Saunagang einplanen, um das Vorhaben, den Kreislauf in geordnete Bahnen zu lenken, in die Tat umzusetzen.

WIE FUNKTIONIEREN WECHSELDUSCHEN?

Beim Wechselduschen beginnt man mit dem angenehmen Teil: Wie gewohnt wird warm oder heiß geduscht. Nach dem Reinigungsritual nimmt man den Duschkopf in die Hand und stellt den Temperaturregler auf kalt. Nacheinander werden nun beide Beine an der Außenseite von den Füßen bis zum Oberschenkel und an der Innenseite vom Oberschenkel zurück zum Fuß abgeduscht. Danach sind die Arme an der Reihe: Vom Handrücken bis zur Schulter wird zunächst die Armaußenseite und anschließend die Arminnenseite von der Schulter bis zur Hand zurück abgebraust. Japsen, Quietschen und Nach-Luft-Schnappen sind Teil der Übung! Auf eine weitere warme Dusche folgt eine abschließende zweite Runde kalter Güsse. Positiver Nebeneffekt: Wer nach dieser Kreislauftherapie aus der Dusche steigt, friert selbst in kühlen Badezimmern nicht.

Wenn das Durstgefühl ausbleibt

Leidgeplagte mit einem instabilen Kreislauf müssen noch mehr als andere auf eine ausreichende Flüssigkeitsaufnahme achten. Doch viele sagen: Ich habe einfach keinen Durst. Dahinter stecken oft Stress und eng durchgetaktete Tagesrhythmen, die zur Folge haben, dass wichtige Körpersignale nicht mehr ins Bewusstsein dringen. Die gute Nachricht: Wir können leicht wieder lernen, den Durst wahrzunehmen. Wer sich seine Tagesration an Flüssigkeit gut sichtbar bereitstellt und sich angewöhnt, zu ganz bestimmten Zeiten zu trinken, wird nach einiger Zeit auch wieder die Körpersignale wahrnehmen, die ihn ans Trinken erinnern. Also am besten den Wecker stellen und beim Klingeln zum Glas greifen.

Nur wenige geben gern zu, dass noch ein weiterer Grund sie davon abhält, ausreichend zu trinken: Sie haben keine Lust, ständig zur Toilette zu laufen. Manche Menschen bleiben auch lieber durstig, als unterwegs oder während der Arbeit eine eventuell hygienisch nicht einwandfreie Toilette aufzusuchen. Wird der Flüssigkeitskonsum drastisch reduziert, kann man natürlich mehrere Stunden ohne Harndrang durchhalten. Doch an Fastentagen gerät diese Gewohnheit zum Risiko! Die künstlich herbeigeführte Dürre quält den Körper. Die Folge können beträchtliche Störungen des Wohlbefindens sein. Als Ausweg bietet sich an, zu Hause ausreichend zu trinken und seinen Harndrang auf feste Zeiten fürs Örtchen zu trainieren, etwa nach dem Aufstehen, bevor man das Haus verlässt, in den Pausen bei der Arbeit, nach der Heimkehr oder vor dem Zubettgehen. Es ist verblüffend, wie schnell sich der Körper auf geordnete Abläufe einstellt.

KÖRPERSIGNALE, DIE AUF DURST HINWEISEN

- Mundtrockenheit
- Müdigkeit
- Hitzegefühl
- Ungeduld, Reizbarkeit
- Scheinbares Hungergefühl
- Schwindel, Ohrensausen

SCHLAF VERTREIBT DEN HUNGER

Jeder von uns fastet regelmäßig, denn im Schlaf tut man es automatisch. Auch wenn mancher befürchtet, nachts vor Hunger aufzuwachen, kommt das so gut wie nie vor. Allenfalls das Einschlafen mit leerem Magen kann dem einen oder anderen etwas schwerfallen, weil er es nicht gewohnt ist, ohne Mahlzeit ins Bett zu gehen. Sollte ausgerechnet zur Schlafenszeit der Magen vernehmlich knurren, stellt man sich am besten vor, dass dies nur die musikalische Untermalung für den Abbau der Fettpolster ist. Nach wenigen Minuten verstummt das Geräusch ganz von selbst. Am besten vergegenwärtigt man sich: Wer nachts tief und ausreichend schläft, tut sich etwas Gutes. Er gewährt seinem Körper die Möglichkeit, gründlich in den Zellen aufzuräumen. Nur erholsamer, tiefer Schlaf kann diese Selbstreinigungskräfte aktivieren.

So wird Ihr Schlaf erholsam

Mit ein paar einfachen Maßnahmen gelingt es, den Körper an eine erholsame Nachtruhe mit mehreren Stunden tiefer Entspannung zu gewöhnen.

- **Zur Ruhe kommen:** Wer spät von anstrengendem Fitnesstraining oder einer lebhaften Debatte mit Freunden heimkommt, kennt dieses Gefühl: Jetzt muss ich erst einmal runterkommen, schlafen zu gehen ist noch nicht sinnvoll. Herz und Hirn sind weiter im Leistungsmodus, der Körper hat noch nicht verstanden, dass es Zeit ist, ins Bett zu gehen. Vor Fastentagen empfiehlt es sich daher, die Abendtermine so einzuplanen, dass genügend Muße bleibt, den Tag in Ruhe ausklingen zu lassen.

- **Nicht zu spät essen:** »Schläft der Bauch nicht, kann auch der Mensch nicht schlafen«, besagt ein afrikanisches Sprichwort. Wer bis kurz vor dem Zubettgehen futtert und dazu das eine oder andere Gläschen Wein trinkt, den übermannt vermutlich der Schlaf, sobald er ins Bett geht. Denn die Schwerstarbeit, die Magen und Darm gerade verrichten müssen, macht erst einmal müde. Doch weil der Verdauungstrakt weiter aktiv sein muss, wird der Schlaf später unruhig und wenig erholsam. Idealerweise liegen mindestens drei Stunden zwischen der letzten Mahlzeit und dem Zubettgehen.

- **Alkohol und Koffein meiden:** Koffein putscht auf, das ist bekannt. Wer bereit ist, den Kaffeekonsum zu reduzieren oder nur am Vormittag Kaffee oder anregenden Tee zu trinken, sorgt für eine erholsame Nacht vor. Auch Alkohol ist ungünstig für gesunden Schlaf. Er entspannt und verhilft deshalb zum zügigen Einschlafen. Doch viele wachen in der Nacht bald wieder auf und liegen anschließend wach oder schlafen nur noch sehr unruhig.

- **Immer zur selben Zeit ins Bett gehen:** Der Körper mag einen geregelten Tagesrhythmus. Auch wenn es oft schwerfällt: Wer immer in etwa zur selben Zeit zu Bett geht, schläft schneller ein.

- **Das Schlafzimmer abdunkeln:** Auch wenn die Vorhänge zugezogen sind, dringt häufig die Straßenbeleuchtung herein. Rauchmelder blinken, Fernseher, Stereoanlage, Wecker und Smartphone zeigen durch Leuchten an, dass sie einsatzbereit sind. Doch hier ist Vorsicht geboten: Auch kleine Lichtquellen können dem Körper die falschen Signale senden und zu Schwierigkeiten beim Ein- und Durchschlafen führen. Bei Schlafproblemen sollte man als erste Maßnahme für echte Dunkelheit im Schlafraum sorgen.

- **Stromquellen ausschalten:** Sämtliche elektronischen Geräte, die auf Stand-by geschaltet bleiben und sich direkt im Schlafzimmer befinden, können Einfluss auf den Schlaf nehmen. Also Stecker ziehen, Geräte entfernen und einen batteriebetriebenen Wecker benutzen.

- **Abendrituale einführen:** Schlafmediziner empfehlen, sich vor dem Zubettgehen ein bestimmtes Ritual zurechtzulegen. Experimenten zufolge ist es dabei egal, ob man einen Kräutertee trinkt, ein warmes Fußbad nimmt, den Tag Revue passieren lässt oder sich mit einer Wärmflasche ins Bett kuschelt. Entscheidend sind nur die Gleichförmigkeit und die stete Wiederholung des Rituals.

- **Entspannungsübungen machen:** Bei länger anhaltender Schlaflosigkeit lohnt sich die Teilnahme an einem Kurs, in dem man lernt, sich seelisch und körperlich zu entspannen. Anerkannte Entspannungstechniken, die auch das Einschlafen fördern, werden auf Antrag oft von der Krankenkasse gefördert.

3

SO SORGEN SIE WÄHREND DER 1-TAGES-DIÄT FÜR WOHLBEFINDEN

Wenn einen Tag lang nichts auf den Teller kommt, ist es natürlich umso wichtiger, dass Sie genügend Wohlschmeckendes in Gläsern und Tassen haben. Wer fastet, braucht das richtige Maß an Flüssigkeit, um an diesem Tag vital und fröhlich seinen Aufgaben nachkommen zu können. Genügen an normalen Tagen 1,2 bis 1,5 Liter Flüssigkeit, sollten Sie an Fastentagen mindestens 2 bis 2,5 Liter trinken. Denn der Wasseranteil, der bei Mahlzeiten in Suppen, Obst und Gemüse enthalten ist, entfällt natürlich, wenn Sie nichts essen.

TRINKEN FÜR DIE GESUNDHEIT

Ob als Transportmittel für Nährstoffe, für die Regulierung der Körpertemperatur oder für den Abtransport und die Ausscheidung von Abbauprodukten – Wasser ist nicht nur an Fastentagen unentbehrlich, damit im Körper alles rundläuft. Etwa 2,5 Liter verbraucht der Körper pro Tag: Er verliert es beim Schwitzen über die Haut, durch die Ausscheidungen über Nieren und Darm und sogar beim Atmen. Diese Verluste müssen täglich ausgeglichen werden. Schon auf leichten Mangel reagiert der Körper mit Mattigkeit, Kopfschmerzen, Kreislaufproblemen oder Konzentrationsschwierigkeiten.

Die Wasserbilanz muss stimmen

Der Wasserbedarf ist natürlich von Mensch zu Mensch verschieden. Ein muskulöser Mann von 1,90 Metern, der körperlich hart arbeitet, benötigt mehr Wasser als etwa eine kleine zierliche Frau, die vorwiegend im Büro sitzt. Deshalb lohnt es sich, den eigenen, ganz persönlichen Flüssigkeitsbedarf auszurechnen. Gesunde Erwachsene benötigen pro Tag etwa 30 bis 35 Milliliter Flüssigkeit pro Kilogramm Körpergewicht. Ein 100-Kilo-Mann kommt damit auf einen Bedarf von mindestens 3 bis 3,5 Liter. Bei einem Gewicht von 65 Kilogramm sind es etwas mehr als 2 Liter, bringt man 75 Kilogramm auf die Waage, sollte man an Fastentagen mindestens 2,5 Liter trinken.

Bei großer Hitze und körperlicher Anstrengung steigt der Flüssigkeitsbedarf zusätzlich. Aber insgesamt muss man die Menge nicht auf den Milliliter genau abmessen. Es reicht, seine übliche Trinkmenge zu überprüfen und – falls nötig – Kurskorrekturen vorzunehmen.

Der Durst regelt den Bedarf

Schon bei leichtem Flüssigkeitsmangel oder einem Salzüberschuss im Körper meldet das Gehirn: Durst. Folgt man diesem Signal nicht, stellt sich bald ein unangenehmes Trockenheitsgefühl im Mund ein. Auf Vorrat trinken muss also nicht sein, wenn Sie auf die Signale des Körpers achten und dem Durstgefühl nachgeben.

Wer jedoch glaubt, sich auf dieses Gefühl nicht verlassen zu können, sollte eine ausreichende Menge Flüssigkeit parat haben und beispielsweise jede Stunde ein Glas davon trinken. Hilfreich ist auch, überall dort, wo Sie sich viel aufhalten, eine Flasche Wasser bereitzustellen, etwa am Schreibtisch, in der Küche oder auf dem Nachttisch. Eiskaltes Wasser ist nicht ideal, weil man es nur langsam und in kleinen Schlucken trinken kann. Ein zimmerwarmes Getränk dagegen fließt leichter die Kehle hinunter. Wer Spaß daran hat, seinen Alltag mit dem Smartphone zu organi sieren, verwendet eine App, um sich erinnern zu lassen, wenn es wieder mal Zeit ist, etwas zu trinken.

FÜLLEN SIE DIE WASSERRESERVEN AUF

Was tagsüber nicht notwendig ist, kann sich nachts als hilfreich erweisen: auf Vorrat zu trinken! Das gilt besonders für warme Sommernächte. Sonst stellt sich womöglich während des Schlafs ein Mangel an Flüssigkeit ein. Meist erinnert uns vor dem Einschlafen ein natürliches Durstgefühl daran, etwas zu trinken. Tanken Sie die Flüssigkeitsreserven vorsorglich auf, schlafen Sie viel besser ein und verleben eine entspannte Nachtruhe.

Zu viel ist auch nicht gut

Wer gesunde Nieren hat und tagsüber regelmäßig trinkt, begrenzt seine Trinkmenge wahrscheinlich ganz automatisch, ohne sie genau abzumessen. Trinken Sie bei der 1-Tages-Diät einige Tassen oder Gläser mehr als sonst, ist dagegen nichts einzuwenden. Doch es gibt Extremfälle. Wenn jemand an heißen Sommertagen in einem kurzen Zeitraum natriumarmes Wasser in maßlosen Mengen von beispielsweise 8 oder 10 Litern trinkt, erleidet er wahrscheinlich eine Kreislaufkrise. Ursache: Salzmangel. Denn die Wasserfluten schwemmen zu viel Salz über den Urin aus dem Körper. Sinkt der Kochsalzgehalt im Blut zu stark ab, strömt Wasser aus den Blutgefäßen in die Zellen. Kopfschmerzen, Übelkeit, Zittern und Krampfanfälle können die Folge sein. Sie sehen: Zu viel Salz ist ungesund, zu wenig aber auch.

FARBSKALA FÜR URIN

Sie fragen sich bestimmt, wie viel Sie nun während des Fastens trinken sollen. Die Antwort darauf liefert die Farbe des Urins. Hat man zu wenig getrunken, ist er dunkler gefärbt als sonst. Denn je mehr Wasser der Niere zur Verfügung steht, desto heller wird der Harn. Bei normaler Versorgung schwankt die Färbung zwischen blassgelb und honigfarben. Bei dunkel gefärbtem Urin braucht der Körper dringend Flüssigkeitsnachschub. Extrem heller bis farbloser Urin zeigt, dass man besonders viel getrunken hat. Ist der Urin trüb, dunkel schaumig oder rötlich, sollte man vorsorglich mit dem Arzt sprechen.

Wie sich die Salzmenge genau auf den Wasserhaushalt im Körper auswirkt, wird gerade erst erforscht. Wissenschaftler des Deutschen Zentrums für Luft- und Raumfahrt, der Berliner Charité, des

Max-Delbrück-Centrums für Molekulare Medizin und der Vanderbilt University haben vollkommen neue Zusammenhänge entdeckt. Sie fanden heraus, dass der Mensch – ganz unabhängig von der Nahrungszufuhr – über Wochen und Monate rhythmisch Salz einlagert und wieder freigibt. Die Ergebnisse ihrer Studie deuten darauf hin, dass der oft propagierte strenge Verzicht auf Salz dem Körper womöglich schaden könnte.

SALZ HÄLT DEN KREISLAUF STABIL

Beim Fasten kommen die meisten Menschen leichter durch den Tag, wenn sie als Abwechslung zu Wasser, Tee oder Kaffee auch heiße Brühe zu sich nehmen. Dabei ist nicht nur der herzhafte Geschmack der Bouillon wohltuend. Neben Mineralstoffen und Spurenelementen liefert eine selbst gekochte Brühe auch das für einen stabilen Kreislauf notwendige Salz. Aromatische Rezepte für Brühen finden Sie ab Seite 81.

Wer weder Zeit noch Lust hat, selbst eine Brühe zu kochen, greift am besten zu Instantbrühpulver, das häufig zu mehr als der Hälfte aus Salz besteht. Das gilt für herkömmliche Produkte genauso wie für Bioprodukte. Ein halber Liter Bouillon enthält meist schon mehr als 5 Gramm Salz. Das ist die Menge, die Ernährungswissenschaftler bisher als tägliche Zielmenge empfehlen. Wenn Sie also an Fastentagen gern mehr als einen halben Liter Brühe trinken, tun Sie gut daran, ein salzarmes Produkt zu verwenden. Nimmt man etwas weniger Pulver als empfohlen, reduziert sich natürlich der Salzgehalt der fertigen Brühe. Am besten achten Sie beim Einkauf auf einen Salzgehalt von unter 1 Gramm pro 100 Milliliter Brühe. Die Werte dafür finden Sie in der Nährwerttabelle, die auf dem Etikett abgedruckt ist. Reformhäuser, Bio- und Drogeriemärkte bieten auch salzarme Brühpulver. Übrigens enthalten Brühwürfel bis zu zehnmal so viel Fett wie gekörnte Brühe aus dem Glas. Der Grund: Um die Brühe in eine stabile Würfelform zu bringen, ist die Zugabe von Fett erforderlich.

Wer keine Brühe mag und den ganzen Tag nur salzfreie Flüssigkeiten trinkt, kann Probleme mit dem Kreislauf bekommen. Schließlich brauchen wir auch an Fastentagen unsere tägliche Prise Salz. In diesem Fall können Sie auch Tee, Kaffee oder Aromadrinks mit einigen Körnchen Salz anreichern. Den Unterschied werden Sie geschmacklich gar nicht bemerken und Sie fühlen sich besser.

Salz- und Kaloriengehalt industrieller Brühprodukte

	Salzgehalt in 100 ml Brühe	Kaloriengehalt in 100 ml Brühe
Instantbrühe	0,9–1,4 g	3–5 kcal
Brühwürfel	0,8–1,1 g	5–10 kcal
Salzarme Brühe	0,1–0,3 g	5–10 kcal
Fond aus dem Glas	0,5–1,1 g	3–8 kcal

IDEALE UND UNGEEIGNETE DURSTLÖSCHER

Es sollte klar sein, dass Alkoholika, zuckerhaltige Limonaden, Milchmischgetränke oder Säfte während der 1-Tages-Diät nicht angesagt sind. Für Fastentage eignen sich Getränke, die kalorienfrei sind oder nur minimale Mengen wie etwa 5 Kalorien pro

100 Milliliter liefern. Neben Leitungs- und Mineralwasser stehen viele Kräuter- und Früchtetees zur Wahl und mit Kaffee oder Schwarz- und Grüntee können Sie sich den gewohnten Koffeinkick genehmigen. Kalte Aromadrinks und würzige Brühen ergänzen das Angebot der 1 Tages Diät. Ab Seite 81 finden Sie Rezepte und Ideen rund um diese Getränke.

Doch ein Getränk ist die absolute Nummer eins für Fastentage. Es ist immer zur Hand, preiswert und perfekt kontrolliert: Leitungswasser! Für wenige Cent pro Tag können Sie damit jeden Durst löschen. Umweltfreundlich ist das Wasser aus dem Hahn sowieso, denn es kommt direkt ins Haus. Abfüllung, Lagerung und Transport entfallen. Wer kein Zutrauen zum Leitungssystem seines Wohngebäudes, zum Beispiel in Altbauten, hat, lässt das Wasser vor dem Trinken erst einmal etwa eine Minute laufen. Wird es deutlich kühler als gleich nach Aufdrehen des Wasserhahns, kann man sich unbesorgt sein Trinkglas damit füllen.

Und was ist mit Alkohol?

Wer mit Vergnügen täglich ein Glas oder mehr trinkt, hört es nicht gern, aber Alkohol ist eine echte Kalorienbombe. Ein Gramm davon liefert 7 Kalorien, also fast doppelt so viel wie Eiweiß oder Kohlenhydrate, die es auf 4 Kalorien bringen. Schlimmer noch: Alkohol sorgt dafür, dass Fettpolster langsamer abgebaut werden. Für den Körper ist es nämlich viel bequemer, zuerst den Alkohol zu verbrennen. Die Energie aus dem Essen wird solange direkt in die Fettzellen eingelagert, und zwar bevorzugt an Bauch und Hüften. Und mit jedem Schluck Wein und Bier werden die guten Vorsätze untergraben, die uns den ganzen Tag bei der Stange gehalten haben. Selbst wer sich tagsüber zurückgehalten hat, findet plötzlich nichts mehr dabei, richtig zuzugreifen. An Fastentagen tut man deshalb gut daran, auf Alkohol zu verzichten.

Ist Kaffee erlaubt?

Auf den Morgenkaffee zu verzichten, ist für manche undenkbar. Koffein aus Kaffee, Tee, Colagetränken und Energydrinks aktiviert uns, denn der beliebte Stoff stimuliert Nerven und Kreislauf. Doch empfindliche Menschen reagieren auf große Mengen mit Nervosität, es kann sogar zu Unruhe und Angstzuständen kommen. Und wer abends spät ins Bett geht, seine Nachtruhe also mit viel Koffein verkürzt, dessen innere Uhr kommt schnell aus dem Takt. Wie viel Koffein der Einzelne verträgt, hängt von diversen Faktoren ab, unter anderem von der ererbten Veranlagung. Ausgemachte Koffein-Junkies sind natürlich an ganz andere Mengen gewöhnt als jemand, der nur gelegentlich einen starken Espresso trinkt. Experten raten grundsätzlich davon ab, mehr als 400 Milligramm Koffein pro Tag zu konsumieren. Dieses Limit ist bereits mit drei bis vier Tassen Kaffee erreicht.

CASCARA – DER FASTENTEE FÜR KAFFEELIEBHABER

Kaffeebauern kennen den Aufguss aus den Hüllen der Kaffeebohnen schon ewig, seit einiger Zeit bieten auch in Europa Kaffeehäuser und Röstereien das Getränk als Trendidee an. Cascara schmeckt aufgrund seiner komplexer Fruchtaromen und der leichten Süße interessant und enthält ähnlich viel Koffein wie eine Tasse Espresso. Wer seinen Kaffee nicht ohne Milch und Zucker trinken mag, startet an Fastentagen vielleicht mit einer Tasse Cascara.

Koffeingehalt in Getränken

Kalorienfreie Koffeingetränke sind auch an Fastentagen erlaubt. Die Obergrenze liegt bei 400 Milliliter. Also vor allem während des Fastens heißt es Maß halten, um Herzrasen zu vermeiden. Wer üblicherweise im Alltag überreichlich Koffein konsumiert, sollte die Mengen langsam herunterfahren. Das gelingt zum Beispiel, indem man koffeinhaltigen mit entkoffeiniertem Kaffee mischt.

	Menge	**Koffeingehalt in mg**
Mate	1 Flasche (500 ml)	100
Filterkaffee	1 Tasse (125 ml)	80–120
Energydrink	1 Dose (250 ml)	80
Espresso	1 kleine Tasse (60 ml)	60–80
Löslicher Kaffee	1 Tasse (125 ml)	30–120
Schwarzer Tee	1 Tasse (125 ml)	30–90
Cappuccino	1 Tasse (150 ml)	30–80
Colagetränke	1 Glas (0,3 l)	30–75
Kakao	1 Becher (200 ml)	3–14

Süß und flüssig

Cola, Limonade und Co. werden in immer größeren Einheiten angeboten, eine 1,5-Liter-Flasche ist mittlerweile die gängigste Größe im Supermarkt. Dabei schlägt eine dieser unhandlichen Limonaden mit etwa 630 Kalorien zu Buche. Um ihr Image aufzubessern, bewerben Hersteller ihr Angebot als Wellness- oder Balance-Getränke. Auch hier lohnt ein Blick aufs Etikett, denn der Energiegehalt dieser Drinks bringt an den Tag, dass sie wenig

Wertvolles liefern, hauptsächlich Kalorien. Und diese addieren sich zu etwa 180 bis 280 Kalorien pro Liter. Ähnliches gilt auch für Fruchtsaft, Nektar und Fruchtsaftgetränke. Auch wenn diese Getränke ein weit besseres Ansehen haben: Hinter Begriffen wie »reine Fruchtsüße« stecken oft große Mengen Fruchtzucker, die sich gern als Fettpolster am Bauch ansiedeln. Süße Limonaden, Säfte und alle zuckerhaltigen Getränke sind keine Durstlöscher. Weder an Fastentagen noch an fastenfreien Tagen sollten Sie sich der Figur zuliebe die (über-)flüssigen Kalorien zuführen. Der Hauptgrund dafür: Unser Körper erkennt flüssige Kalorien nicht, sie sind keine Sattmacher. Die Getränke fließen schnell durch den Körper, die Kalorien aber bleiben und verwandeln sich in Körperfett. Wer abnehmen will, macht am besten einen großen Bogen um zuckerhaltige Getränke, sie sind als Durstlöscher keine gute Wahl.

EISTEES AUS DER DOSE: VIEL ZUCKER, WENIG TEE

Granulate, die mit kaltem oder heißem Wasser aufgegossen werden, heißen Instanttee oder löslicher Tee. Außer etwas pulverisiertem Teeextrakt enthalten sie jede Menge Zucker. Ein Glas Zitronentee aus Granulat enthält 38 Gramm Zucker und 156 Kilokalorien.

Sind Light- und Zero-Getränke eine gute Wahl?

Wer auf süße Getränke nicht verzichten möchte, greift gern zu Drinks mit Zuckeraustausch- und Süßstoffen, die laut Etikett keine Kalorien enthalten, aber trotzdem süß schmecken. Als Alternative zu zuckergesüßten Limonaden spart man zwar viele Kalorien ein, aber ob der Effekt der künstlichen Süße für die schlanke Taille positiv ist, darüber streiten Wissenschaftler bisher noch. Wer im Alltag seine

Getränke mit Süßstoff leicht süßt, kann dies an Fastentagen auch tun. Allzu große Süßstoffmengen sollte man jedoch vorsichtshalber vermeiden. Wer den Verbrauch langsam herunterfährt, kommt vielleicht nach einiger Zeit ohne künstliche Süßstoffe aus.

Aromawasser aus dem Getränkemarkt

Von bunten Früchten auf den Etiketten sollte man sich im Getränkemarkt nicht täuschen lassen. Echte Früchte sind in aromatisierten Wässern kaum zu erwarten. Enthalten sind keine echten Fruchtnoten, sondern überwiegend künstliche Aromen. Zusätzlich muss man mit Konservierungsstoffen und Zucker rechnen. Auch als »kalorienarm« beworbene Getränke dürfen laut Gesetz bis zu 20 Kalorien in 100 Millilitern enthalten. Pro Literflasche sind da schnell 200 Kalorien beisammen.

Die idealen Getränke während des Fastens

Ohne kalorienfreie Durstlöscher geht es beim Fasten nicht. Sie helfen, den Tag ohne feste Nahrung zu überstehen. Berliner Wissenschaftler haben in einer Studie belegt, dass der Energieumsatz durch Wasser sogar leicht angekurbelt wird. Ein guter Rat für alle, die einen instabilen Kreislauf haben und morgens nicht gut aus dem Bett kommen, lautet, sich einen halben Liter Wasser neben das Bett zu stellen und direkt vor dem Aufstehen zu trinken. Das macht wach, stabilisiert den Kreislauf und erhöht den Kalorienverbrauch ganz nebenbei ein bisschen. Trotzdem: Immer nur Wasser zu trinken, empfinden die meisten als langweilig. Abwechslungsreiche Aromadrinks, Tees und Brühen sorgen für so manchen Wohlfühlmoment während der 1-Tages-Diät.

SCHENKEN EIN WOHLIGES GEFÜHL: HEISSE BRÜHEN

Eine gute Brühe wärmt den Magen und beendet Hungerattacken zuverlässig. Wer in Eile ist und keine Zeit hat, sich eine Brühe zu kochen, kann Instantbrühe verwenden. Die besteht allerdings zum größten Teil aus Kochsalz. Selbst gemachte Brühen hingegen liefern eine Fülle von Mineralstoffen, Spurenelementen und Vitalstoffen. Eine Prise Salz fügt man selbst nach dem Kochen zu. Das Salz in der Brühe sollte man nicht weglassen: Unser Körper benötigt eine kleine Menge davon, um den Kreislauf stabil zu halten. Das ist nicht unwichtig, wenn man den ganzen Tag nichts isst.

Von vegan bis paläo – Rezepte für selbst gemachte Brühen

Schon beim Kochen ziehen angenehme Düfte durch die Küche. Eine selbst gemachte Brühe kann an Null-Kalorien-Tagen zum echten Highlight geraten. Fastende trinken sie am besten Schluck für Schluck in einer bewusst eingelegten Pause, genießen ihren Duft und das wohlige Gefühl im Magen. Je nach Geschmack und Ernährungsvorlieben wählt man aus den Rezepten eine vegetarische oder vegane Variante, entscheidet sich für Knochen- oder Geflügelbrühe. Kochfans finden am Ende der Rezepte Ideen für kreative Varianten. Um sich einen Vorrat anzulegen, friert man die Brühe portionsweise ein oder füllt sie in Schraubgläser. Wichtig dabei ist penible Sauberkeit. Damit die gespülten Gläser und Deckel auch ganz sicher keimfrei sind, legt man sie vor der Benutzung noch einmal kurz in kochendes Wasser oder stellt sie 15 Minuten lang in den auf 150 Grad Celsius erhitzten Backofen. Dann erst wird die kochend heiße Brühe eingefüllt und die Gläser werden sofort verschlossen. Sobald die Brühe abgekühlt ist, kommt sie in den Kühlschrank. Tiefgekühlt ist sie sechs Monate haltbar, im Kühlschrank im ungeöffneten Zustand mindestens sechs Wochen.

Gemüsebrühe

vegetarisch, vegan, paläo, laktosefrei, glutenfrei

FÜR ETWA 2 LITER BRÜHE

750 g Suppengrün (Möhre, Sellerie, Porree)

1 Zwiebel

1 Knoblauchzehe oder 1 Stück Schale von einer Biozitrone

1–2 Lorbeerblätter

4–8 Pfefferkörner

Salz

1. Das Suppengrün waschen, Stielansätze und unansehnliche Stellen entfernen. Das Gemüse klein schneiden und in einen großen Topf geben. Die Zwiebel und die Knoblauchzehe waschen und mit der Schale halbieren. Knoblauch, Zwiebel, Lorbeerblätter und Pfefferkörner zum Gemüse in den Topf geben und mit etwa 2,5 Liter Wasser auffüllen.
2. Die Brühe aufkochen und mit geschlossenem Topfdeckel etwa 45 Minuten bei kleiner Hitze kochen. Wenn nur kleine Bläschen aufsteigen, ist die Temperatur richtig.
3. Die Brühe durch ein feines Sieb gießen und mit wenig Salz abschmecken.

Für Kochprofis: Sofern vorhanden, noch eine Gewürznelke und 4 bis 5 angedrückte Pimentkörner zur Suppe geben. Auch Petersilienstängel oder Petersilienwurzeln zaubern zusätzliche Aromen in die Brühe. In der Spargelsaison ersetzt man das Suppengrün durch Schalen und Abschnitte der Spargelstangen und kocht nach diesem Rezept eine köstliche Spargelbrühe. Den Knoblauch dann weglassen.

Asia-Brühe

vegetarisch, vegan, paläo, laktosefrei, glutenfrei

FÜR ETWA 2 LITER BRÜHE
1 Bund Frühlingszwiebeln
2 große Möhren
1 Zwiebel
1 Knoblauchzehe
150 g Shiitakepilze oder braune Champignons
1 Stück Ingwer (20 g)
1 Stange Zitronengras
1 frische oder getrocknete Chilischote
½ Limette oder Zitrone
Salz

1. Frühlingswiebeln, Möhren, Zwiebel und Knoblauch waschen, die Wurzelansätze abschneiden. Frühlingszwiebeln in breite Ringe, Möhren in Stücke schneiden. Knoblauch und Zwiebel mit der Schale halbieren. Die Pilze putzen und hacken, Ingwer und Zitronengras grob zerschneiden. Alle vorbereiteten Zutaten mit der Chilischote in einen großen Topf geben und mit etwa 2,5 Liter Wasser auffüllen.
2. Die Brühe aufkochen und mit geschlossenem Topfdeckel etwa 45 Minuten bei kleiner Hitze kochen. Droht die Suppe überzukochen, legen Sie einen Kochlöffel zwischen Topf und Deckel.
3. Die Brühe durch ein feines Sieb gießen und mit Limetten- oder Zitronensaft und wenig Salz abschmecken.

Für Kochprofis: Die Brühe gewinnt mit einem Sternanis, etwas Kurkuma und 2 bis 3 Kaffirlimettenblättern noch zusätzlich an Aroma. Die Gewürze einfach mit dem Gemüse und den Basisgewürzen in der Brühe mitkochen. Einige Tropfen Sojasoße oder asiatische Fischsoße können das Salz beim Abschmecken ersetzen.

Steinpilzbrühe

vegetarisch, vegan, paläo, laktosefrei, glutenfrei

FÜR ETWA 2 LITER BRÜHE
2 Stangen Porree
½ Knollensellerie
25 g getrocknete Steinpilze
2 Zwiebeln
3 Stiele frischer Majoran oder ½–1 TL getrockneter Majoran
4–8 Pfefferkörner
Salz

1. Den Porree und den Sellerie waschen, unansehnliche Stellen entfernen. Das Gemüse würfeln, die Steinpilze im Blitzhacker zerkleinern oder fein hacken.
2. Die Zwiebeln waschen, trocken reiben und mit der Schale halbieren. Mit der Schnittfläche nach unten in den Topf geben und ohne Fett erhitzen, bis die Zwiebeln duften und etwas Farbe angenommen haben. Das dauert nur wenige Minuten, also am besten den Topf nicht unbeaufsichtigt lassen.
3. Porree, Sellerie, Steinpilze, Majoranstängel und Pfefferkörner zugeben und mit etwa 2,5 Liter Wasser auffüllen.
4. Die Brühe aufkochen und mit geschlossenem Topfdeckel etwa 45 Minuten bei sehr kleiner Hitze sanft köcheln lassen.
5. Die Brühe durch ein feines Sieb gießen und mit wenig Salz abschmecken.

Für Kochprofis: Mehrere fein gemörserte Koriandersamen oder wenig Piment entwickeln in dieser Brühe interessante Aromen. Auch mit frischen Kräutern lässt sich erfolgreich experimentieren: Estragon, Salbei oder Thymian ergänzen die Steinpilzbrühe besonders wirkungsvoll. Ein wenig Tamarinde verleiht der Suppe eine exotische Note.

Mediterrane Brühe

vegetarisch, vegan, paläo, laktosefrei, glutenfrei

FÜR ETWA 2 LITER BRÜHE
2 Möhren
1 Fenchelknolle
4 Stangen Staudensellerie
3 Tomaten
1 Zwiebel
2 Knoblauchzehen
½ Bund frischer Thymian oder 1 TL getrockneter Thymian
Salz

1. Möhren, Fenchel, Staudensellerie und Tomaten waschen. Unansehnliche Stellen entfernen und die grünen Stielansätze der Tomaten entfernen. Das Gemüse grob würfeln. Zwiebel und Knoblauchzehen waschen und mit der Schale halbieren. Frischen Thymian unter fließendem Wasser abbrausen und mit dem Gemüse in einen großen Topf geben. Etwa 2,5 Liter Wasser zugeben.
2. Die Brühe aufkochen und mit geschlossenem Topfdeckel etwa 45 Minuten bei kleiner Hitze kochen. Die Suppe sollte nicht blubbernd kochen, sondern nur leicht köcheln.
3. Die Suppe durch ein feines Sieb gießen und mit wenig Salz abschmecken.

Für Kochprofis: Auch Rosmarin- und Salbeizweige, Basilikumstängel oder Fenchelsamen bereichern die Suppe mit Mittelmeeraromen. Eine teure, aber köstliche Variante sind Safranfäden anstelle von Thymian. Sie verleihen der Suppe eine feine süßlich-erdige Note.

Geflügelbrühe

paläo, laktosefrei, glutenfrei

FÜR ETWA 2 LITER BRÜHE
1 Stange Porree
1 Möhre
2–3 Stangen Staudensellerie
1 Zwiebel
1 kg Hähnchenklein oder Hähnchenflügel
4–8 Pfefferkörner
1 Lorbeerblatt
2 Gewürznelken
Salz

1. Porree, Möhren und Staudensellerie waschen, unansehnliche Stellen herausschneiden und das Gemüse grob würfeln. Die Zwiebel waschen und mit der Schale halbieren. Hähnchenklein oder -flügel unter fließendem Wasser abspülen und zusammen mit dem Gemüse, den Pfefferkörnern, dem Lorbeerblatt und den Nelken in einen großen Topf geben. Etwa 2,5 Liter Wasser zugeben.
2. Die Brühe aufkochen und mit geschlossenem Topfdeckel etwa 1 Stunde bei kleiner Hitze kochen. Aufsteigende Trübstoffe eventuell mit einer Schaumkelle von Zeit zu Zeit abschöpfen.
3. Die Brühe durch ein feines Sieb geben und entfetten. Dafür die Brühe durch ein Fettabscheidekännchen gießen oder mit einem flachen Löffel das Fett an der Oberfläche der Brühe vorsichtig abschöpfen. Am einfachsten ist es, die Brühe abkühlen zu lassen. Die Fettschicht wird dann fest und lässt sich problemlos abheben.

Für Kochprofis: Eine Mischung aus Anis, Fenchel und Piment bereichert die Geflügelbrühe mit leicht süßlichen Aromen, einige Tropfen Zitronensaft machen sie frischer. Auch eine asiatische Gewürzmischung (siehe Asia-Brühe, Seite 82) passt zur Hühnerbrühe. Ungewöhnlich, aber ebenfalls köstlich: 10 Minuten vor Ende der Garzeit eine halbe ausgekratzte Vanilleschote mitgaren und die fertige Brühe mit Zimt und Cayennepfeffer abschmecken.

Knochenbrühe

paläo, laktosefrei, glutenfrei

FÜR ETWA 2 LITER BRÜHE

¼ Knollensellerie
1 große Möhre
1 Zwiebel
1 EL Öl
1 kg Sand- und Fleischknochen (vom Schlachter in kleine Stücke gehackt)
4–8 Pfefferkörner
2 Gewürznelken
Salz

1. Sellerie und Möhre waschen und grob würfeln. Die Zwiebel schälen und in halbe Ringe schneiden.
2. Das Öl in einem großen Topf erhitzen und die Knochen darin anbraten, bis sie duften. Die Zwiebeln zugeben und braun anbraten. Das restliche Gemüse, Pfefferkörner, Nelken und etwa 3 Liter Wasser zugeben und aufkochen.
3. Die Brühe offen bei milder Hitze etwa 2 bis 5 Stunden kochen. Sie sollte nur leicht sieden, nicht stark blubbern. Aufsteigende Trübstoffe eventuell von Zeit zu Zeit mit einer Schaumkelle abschöpfen. Sollte zu viel Wasser verdampfen, sodass die Knochen nicht mehr von Brühe bedeckt sind, kochend heißes Wasser zugeben, damit der Garvorgang nicht unterbrochen wird.
4. Die Brühe wenn nötig entfetten (siehe Geflügelbrühe, Seite 85). Die fertige Knochenbrühe durch ein feines Sieb gießen und mit wenig Salz abschmecken.

Für Kochprofis: Diese Brühe schmeckt nicht nur an Fastentagen fantastisch, sie bietet auch an allen übrigen Tagen eine wunderbare Basis für Suppen, Soßen und Schmorgerichte. Wer einen guten Metzger hat, fragt ihn nach Roastbeefknochen. Eine Gewürzmischung aus Piment, Knoblauch, Ingwer, Zimt und Chili verleiht ihr eine karibische Geschmacksrichtung.

Übrigens: Knochenbrühe ist eine hervorragende Quelle für Mineralstoffe. Sie liefert nicht nur Kalzium und Magnesium, sondern auch viele, sonst oft knappe Spurenelemente und eine geringe Menge wichtiger Eiweißbausteine.

TEES – KLASSIKER UND NEUE MISCHUNGEN

Streng genommen ist die Bezeichnung »Tee« für den Aufguss aus den Blättern von *Camellia sinensis*, der Teepflanze, reserviert. Im Alltag hat sich jedoch auch für Aufgüsse aus Kräutern, Rinden, Blüten, Blättern und Früchten der Begriff »Tee« durchgesetzt. Aufgüsse aus Teeblättern des Teestrauchs enthalten einen gesunden Cocktail zellschützender Substanzen, sie wirken anregend und beruhigend zugleich. Das gilt übrigens für alle Farben beziehungsweise Fermentationsarten, also für schwarzen, grünen und weißen Tee. Alle Sorten bieten zwei Vorzüge, die beim Abnehmen helfen: Schweizer Wissenschaftler haben herausgefunden, dass Tee nicht nur den Appetit hemmt, sondern auch den Energieverbrauch des Körpers steigern kann. Es ist zwar nur eine kleine Erhöhung von etwa 4 Prozent – doch die Wirkung summiert sich, wenn man täglich Tee trinkt.

Kräutertees sind seit Jahrhunderten Bestandteil traditioneller Naturheilverfahren. Viele ihrer altbekannten Wirkungen sind mittlerweile wissenschaftlich bestätigt. Weil ihre Pflanzenstoffe so vielseitig wirken, schafft man sich am besten einen kleinen Vorrat verschiedener Sorten an. Viele Teesorten enthalten auch ansehnliche Mengen an Vitaminen, Mineralstoffen und Spurenelementen. Um in den Genuss der umfangreichen Wirkungen zu gelangen, lohnt es sich, öfter mal die Sorte zu wechseln. Trinken Sie immer nur denselben Lieblingstee, können auf Dauer unerwünschte Nebenwirkungen auftreten. Besonders viele Vitalstoffe findet man in Kräutertees aus der Apotheke und dem Reformhaus. Der Preis ist etwas höher als für Discountware, die Qualitätsstandards sind jedoch auch höher und die enthaltene Wirkstoffmenge ist gesetzlich festgelegt. Als einfacher Durstlöscher reicht jedoch auch ein Tee aus dem Supermarkt oder vom Discounter. Die meisten Kräuterteesorten schmecken übrigens auch kalt sehr gut. Sie lassen sich also nach dem Abkühlen zur Abwechslung auch mal als Eistee servieren.

Heiß und aromatisch – Rezepte mit Tee

Fertige Teemischungen enthalten oft künstliches Vanille-, Karamell-, Erdbeer- oder Sahnearoma. Wer wohlriechende und abwechslungsreiche Teegetränke liebt, aber synthetisch hergestellte Aromen nicht mag, wird besser selbst kreativ. Zu jedem der einfachen Basisrezepte finden Sie ergänzend einige Ideen für kreative Alternativen.

Ingwer-Minze-Tee

FÜR EINEN GROSSEN BECHER (CA. 330 ML)

2 Scheiben frische Ingwerknolle
1 Beutel oder 1 TL Pfefferminztee
1 Stück Zitronenschale (dünn abgezogen von einer Biozitrone)

Den Ingwer schälen und mit der Pfefferminze und der Zitronenschale in einen Teefilter geben. Mit kochendem Wasser aufgießen und 5 bis 8 Minuten ziehen lassen, dann den Beutel und die Gewürze entfernen.

Für Experimentierfreudige: Im Teefachgeschäft wird neben Pfefferminze auch oft Nana- oder marokkanische Minze angeboten, sie lohnen ebenfalls einen Versuch. Selbstversorger finden noch mehr Auswahl an verschiedenen Minzesorten im Gartencenter. Für einen Becher frischen Tee erntet man zwei bis drei Pflanzenstiele, die man nach dem Waschen mit kochendem Wasser aufbrüht.

Rooibos-Vanille-Tee

FÜR EINEN GROSSEN BECHER (CA. 330 ML)
1 Stück frische Vanilleschote (ca. 1–2 cm)
1 Beutel oder 1 TL Rooibostee

Die Vanilleschote längs aufschneiden und das Vanillemark herauskratzen. Mark und Schote mit dem Rooibostee in einen Teefilter geben. Mit kochendem Wasser aufgießen und etwa 5 Minuten ziehen lassen.

Für Experimentierfreudige: Einige getrocknete Berberitzen schenken eine säuerliche Note und eine Extradosis Vitamin C. Getrocknete Berberitzen gibt es im Gewürzhandel, im Reformhaus und im Bioladen.

Vanilleduft soll die physische und geistige Aktivität steigern und macht gute Laune. Wer diese Wirkungen zu schätzen weiß, schneidet eine kleine Schote in dünne Scheibchen und mischt sie in der Teedose mit seinem Lieblingstee.

Salbei-Zitrus-Tee

FÜR EINEN GROSSEN BECHER (CA. 330 ML)
1 TL getrocknete Biozitronen- oder Bioorangenschale
1 Beutel oder 1 TL Salbeitee

Die Zitrusschale mit dem Salbeitee in einen Teefilter geben. Die Mischung mit kochendem Wasser aufgießen und 5 bis 10 Minuten ziehen lassen.

Für Experimentierfreudige: Die Schalen von Biozitrusfrüchten kann man ganz einfach selbst trocknen. Unbehandelte Zitronen, Limetten, Orangen, Mandarinen und Grapefruit werden heiß abgewaschen und abgetrocknet. Die Schale ganz dünn mit einem Sparschäler abschälen und einige Tage auf Küchenpapier trocknen lassen. In Schraubgläser füllen und mit dem Lieblingstee zusammen aufgießen.

Zitronengras-Thymian-Tee

FÜR EINEN GROSSEN BECHER (CA. 330 ML)
1 Stängel Zitronengras
4 Zweige frischer Thymian oder 1 Beutel bzw. 1 TL Thymiantee

Unschöne Stellen und den Wurzelansatz vom Zitronengras abschneiden. Den Zitronengrasstängel längs halbieren und in grobe Stückchen schneiden. Zitronengras und Thymian in einen Teefilter geben und die Mischung mit kochendem Wasser aufgießen. Den Tee etwa 10 Minuten ziehen lassen.

Für Experimentierfreudige: Wer auf den Geschmack gekommen ist, kann beim Gärtner Zitronengras im Topf kaufen und sich in Zukunft selbst versorgen. In der Wachstumsphase von April bis etwa September erntet man jederzeit frisches Zitronengras. Danach werden die restlichen Stängel abgeschnitten und eingefroren. Dafür unschöne Stellen und den Wurzelansatz der Zitronengrasstängel entfernen, die Stiele waschen und trocken reiben. Die Halme kann man der Tiefkühltruhe einzeln entnehmen, wenn man die Stiele zunächst nebeneinander auf einem Brett oder Tablett einfriert und erst später in eine Dose oder Tüte füllt.

Grüner Tee mit Kokosraspeln

FÜR EINEN GROSSEN BECHER (CA. 330 ML)
1 TL getrocknete Kokosraspel
1 TL oder 1 Teebeutel grüner Tee

Das Wasser aufkochen und 5 bis 10 Minuten abkühlen lassen, dann ist es etwa 90 °C heiß und hat die ideale Temperatur für grünen Tee. Kokosraspel und grünen Tee in einen Teebeutel füllen und mit dem Wasser überbrühen. 1,5 bis 2 Minuten ziehen lassen. Grünen Tee kann man noch ein zweites und drittes Mal aufgießen.

Für Experimentierfreudige: Konservative Teekenner würden den edlen grünen Tee vermutlich niemals mit anderen Aromen kombinieren, aber mit zart-süßen oder -sauren Zutaten vertragen sich die aromatischen Blättchen sehr gut. Kombinationen mit Anis, Sternanis, Zimtstückchen oder einigen Stückchen getrockneten Sauerkirschen oder Gojibeeren bieten abwechslungsreichen Trinkgenuss.

Brennnesseltee mit Wacholder und Orangenschale

FÜR EINEN GROSSEN BECHER (CA. 330 ML)
1–2 Wacholderbeeren
1 Stück Bioorangenschale oder ½ TL getrocknete Orangenschale
2 TL oder 1 Beutel Brennnesseltee

Die Wacholderbeeren mit einem Messerrücken oder in einem Mörser etwas zerdrücken und mit der Orangenschale und dem Brennnesseltee in einen Teefilter geben. Mit kochendem Wasser aufgießen und etwa 10 Minuten ziehen lassen.

Für Experimentierfreudige: Brennnesseltee verträgt auch kräftige Aromen. Köstliche Varianten entstehen zusammen mit Koriander, Kardamom, Süßholz, Zimt, rosa Pfeffer oder Rosmarin.

Tee aus der Thermoskanne?

Kräutertee gehört nicht in die Thermoskanne, denn die Wirkstoffe im Tee sind empfindlich und nach einigen Stunden nur noch in geringen Mengen im Aufguss vorhanden. Außerdem schmecken viele Teesorten nach dem Warmhalten bitter. Am besten gießen Sie Ihren Tee tassenweise frisch auf oder halten ihn in einer Kanne auf dem Stövchen heiß und trinken ihn innerhalb einer Stunde.

AROMADRINKS – WASSER MIT FEINEM GESCHMACK

Fruit Infused Water, Near-Water-Getränke, Detox-, Vitamin-, Aromawasser – die trendgerechten Wässerchen kommen unter diversen Werbebezeichnungen daher. Doch die Idee ist nicht neu: Restaurants, die Wert auf guten Service legen, servieren ihren Gästen schon seit Langem Mineralwasser mit einer Zitronenscheibe. Auch daheim wird mit wenigen Handgriffen aus Leitungswasser ein köstliches, fast kalorienfreies Lieblingsgetränk. So fällt es leichter, ausreichend zu trinken und den Versuchungen süßer Softdrinks zu widerstehen. Mithilfe fruchtiger und würziger Zutaten gelingen vitaminreiche, belebende und originelle Drinks im Handumdrehen.

Erfrischungsgetränke aus der eigenen Küche

Das Prinzip der selbst gemachten Drinks ist ganz einfach: Eine Flasche, Kanne oder Karaffe mit Wasser füllen, die Aromazutaten zufügen und das Ganze mindestens 10 Minuten durchziehen lassen. Für einen Liter eines aromatischen Null-Kalorien-Drinks können Sie zum Beispiel folgende Zutaten zugeben:

- ¼ Salatgurke in Scheiben, dazu 1 Zweig frischen Rosmarin
- ¼ Apfel mit Schale und Kerngehäuse in Scheiben und 1 Zimtstange
- Einige Scheibchen Wassermelone und 3 Stiele Zitronenmelisse
- Hauchdünne Scheiben von ¼ Fenchelknolle und einige Limettenscheiben
- 1 EL getrocknete Berberitzen und 1 bis 2 getrocknete Chilischoten
- 4–5 Thymianzweige und einige frische oder tiefgefrorene Brombeeren
- Einige Grapefruitscheiben und 1 Zweig Estragon
- ½ Pfirsich in Scheiben und einige Himbeeren
- 1 Kiwi und 10 halbierte Kirschen
- 1 Handvoll Erdbeeren in Scheiben, dazu 1 Stängel Basilikum

Früchte und aromatische Zutaten werden nach dem Durchziehen abgesiebt und entfernt. Ungekühlt sollten die Aromadrinks nicht länger als zwei oder drei Stunden herumstehen, im Kühlschrank kann man sie etwa einen Tag lang aufbewahren.

Konzentrate für den Vorrat

Wer Aromawasser auf Vorrat herstellen möchte, kocht die gewählten Zutaten mit 200 Milliliter Wasser kurz auf und lässt sie etwa 10 Minuten durchziehen. Anschließend durchsieben, kurz erneut aufkochen und in ein sauberes, heiß ausgespültes Schraubglas füllen. Zum Genießen verdünnt man etwa 2 Esslöffel Konzentrat mit frischem Leitungswasser. Wer es prickelnd mag, verwendet sprudelndes Mineralwasser zum Aufgießen. Das Konzentrat bleibt im Kühlschrank mehrere Tage frisch. Für Konzentrate eignen sich folgende Kombinationen besonders gut:

- 1 Mandarine in Scheiben geschnitten mit 3 leicht zerdrückten Kardamomkapseln
- Dünne Scheiben von einem walnussgroßen Stück Ingwer mit einigen Zitronenscheiben
- 2–3 leicht zerdrückte Wacholderbeeren mit 1 Nelke und 2 EL Kakaosplittern (Kakaonibs)
- 1–2 TL Tamarindenpaste mit 2 EL frischen oder tiefgefrorenen Heidelbeeren
- 2 Zweige Lavendel mit einigen Zitronenscheiben
- 1 EL getrocknete Berberitzen mit 1 bis 2 getrockneten Chilischoten
- 1 Stange Zimt mit 2 leicht zerdrückten Pimentbeeren, 2–3 Fäden Safran und den Scheiben von ½ Bioorange
- Das Mark von ¼ Vanilleschote mit 2 bis 3 leicht zerdrückten Kardamomkapseln und 4 schwarzen Pfefferkörnern
- 1 frisches Lorbeerblatt in Streifen schneiden oder ein getrocknetes grob zerbröseln; dazu ½ Bioorange in Scheiben und 1 TL Aniskörner
- 1 Sternanis und 1 EL Kaffeebohnen

Der Fantasie ambitionierter Fans aromatisierter Wässer sind natürlich keine Grenzen gesetzt. Viele andere, hier nicht erwähnte Kräuter, Gewürze und Früchte eignen sich ebenfalls für wohlschmeckende Drinks – erlaubt ist, was gut schmeckt!

4

TIPPS UND REZEPTE FÜR DIE ÜBRIGE WOCHE

Sie fragen sich bestimmt: Darf ich an sechs Tagen der Woche tatsächlich alles essen, was ich will? Ja, dürfen Sie! Wirklich! Einen Tag fasten, sechs Tage essen wie gewohnt. Das ist der Kern der 1-Tages-Diät. Kein Kalorienzählen, keine Verbote, kein starres Programm. Ohne die sechs Wochentage, an denen wir unser Essen mit Vorfreude genießen, ohne Geschmacksexplosionen auf der Zunge und die wohlige Zufriedenheit, die ein angenehm gefüllter Magen schenkt, würde die 1-Tages-Diät auf Dauer nicht funktionieren.

Im Unterschied zum sogenannten Heilfasten mit seinen langen Fastenphasen benötigen Sie bei der 1-Tages-Diät zum Wiedereinstieg in den normalen Essrhythmus keine Schonkosttage oder andere besondere Vorkehrungen. Nach dem Fastentag mit seiner Esspause von etwa 30 Stunden setzen Sie sich einfach wieder an den Tisch und genießen die erste Mahlzeit. Und wie Sie diese genießen werden! Alles schmeckt so gut wie schon lange nicht mehr.

Wenn Sie jetzt vermuten, Sie würden sich mit Bärenhunger auf das nächstbeste Essen stürzen und alles Verfügbare herunterschlingen, liegen Sie falsch. Die große Gier, die man erwarten könnte, bleibt aus. US-Wissenschaftler kamen zu dem Ergebnis, dass nur wenige Zeitgenossen am Tag nach dem Fasten deutlich mehr essen als gewohnt. Die meisten konsumieren nur etwa 10 Prozent mehr als sonst. Und je häufiger die Fastenperioden eingehalten werden, desto schneller wird man satt. Wer durch regelmäßigen freiwilligen Verzicht bei der 1-Tages-Diät seinen Appetit auf Normalmaß bringt, ist auf Dauer sogar mit kleineren Portionen zufrieden. Denn in den Fastenphasen regiert FoxA2 und erinnert die Gehirnzellen daran, dass wir eigentlich viel weniger essen müssen, als uns die Werbung für Snacks und Süßigkeiten weismachen möchte. Wunderbar, dass wir Kuchen, Eis oder Döner wieder maßvoll und ohne schlechtes Gewissen genießen können. Und beim Anblick von Kartoffelchips oder Schokocreme nicht mehr gleich in Ekstase geraten. Es fühlt sich einfach gut an, den Hunger wieder unter Kontrolle zu haben. Darin liegt einer der großen Vorzüge der 1-Tages-Diät.

UNSERE ZELLEN ALS INNERE UHR

Wer den Erfolg der 1-Tages-Diät steigern möchte, muss in den sechs fastenfreien Tagen keineswegs den Gürtel enger schnallen. Viel wirkungsvoller ist es, sich zu festen Zeiten an den Tisch zu setzen, sich bei den Mahlzeiten richtig satt zu essen und in den Pausen dazwischen nie zu snacken. Also höchstens drei Mahlzeiten einnehmen und dazwischen jeweils eine Esspause von fünf oder sechs Stunden einlegen. Das klingt ziemlich altmodisch – schließlich haben schon unsere Großmütter beim Essen gesteigerten Wert auf Pünktlichkeit gelegt. Doch heute stecken hinter dieser Empfehlung aktuelle Forschungsergebnisse. Experten fanden in den letzten Jahren heraus, dass in jeder unserer Zellen winzige Uhren ticken. Sie steuern unseren Stoffwechsel. So verblüffend es klingt, die Zelluhren legen großen Wert auf Pünktlichkeit. Sie wollen den Stoffwechsel rechtzeitig auf die Ankunft einer Mahlzeit vorbereiten, damit die Verdauungssäfte prompt fließen und die Energie dorthin gelangt, wo sie gebraucht wird. Die winzigen Zeitgeber im Inneren unserer Zellen entscheiden auch darüber, wann Fett gespeichert wird und wann die Energiereserven aus den Polstern wieder aufgelöst werden. Hält man sich beim Essen an feste Uhrzeiten, kommt der Hunger prompt und wie gerufen. Man hat ihn im Griff und fühlt sich nicht mehr als sein Opfer. Die beste Maßnahme ist also, sich den Wecker des Smartphones zu stellen und den Hunger durch gut getaktete Mahlzeiten zur Pünktlichkeit zu erziehen.

Noch mehr abnehmen?

Wer auf den Geschmack der 1-Tages-Diät gekommen ist und seine überschüssigen Kilos noch schneller loswerden möchte, kann die Zügel anziehen und mehrere Fastentage pro Woche einlegen, nach dem Modus essen, fasten, essen. Mindestens ein freier Tag, besser zwei, sollten zwischen den Fastentagen liegen. Dann bleibt der Stoffwechsel stabil und schaltet nicht in den Sparmodus um. Dabei muss es nicht immer ein ganzer Tag sein, den man auf Essen verzichtet. Wer die Vorteile der 1-Tages-Diät nutzen und seine Laborwerte günstig beeinflussen möchte, kann im Alltag auch stundenweise fasten. Wirksam sind allerdings vor allem Fastenphasen ab zwölf Stunden, also mindestens vom Abend bis zum Morgen. Verschiedene Modelle sind denkbar:

Essen	Fasten	Mahlzeiten zum Beispiel um
12 Stunden	12 Stunden	7 Uhr – 13 Uhr – 19 Uhr
8 Stunden	16 Stunden	11 Uhr – 19 Uhr
4 Stunden	20 Stunden	12 Uhr – 16 Uhr

Mithilfe dieser Alternativen findet jeder den geeigneten Modus, täglich mehrere Stunden auf Essen zu verzichten und sich der Freiheit zu erfreuen, seine Mahlzeiten so einzunehmen, wie es zum eigenen Leben passt. Wichtig ist eine gewisse Ausdauer. Denn erst nach mehreren Wochen gewöhnt man sich vollkommen an den gewählten Rhythmus. Irgendwann liebt man seine Esspausen sogar, weil sie die Aktivität steigern und die grauen Zellen anregen. Zwischendurch sind natürlich auch Feiertage mit einer richtigen Sause und Schlemmermahlzeiten angesagt. Wichtig ist nur, gleich danach wieder in den Rhythmus der 1-Tages-Diät zurückzukehren.

Glücklich satt werden

Mit regelmäßigen Esspausen zwischen den Mahlzeiten lassen sich die Sättigungssignale wieder auf Spur bringen. Die folgenden Tricks helfen Ihnen dabei:

- Seien Sie ruhig retro und verzichten Sie auf Essen »to go«. Unsere Großeltern wären nie auf die Idee gekommen, auf der Straße oder in der U-Bahn zu essen oder zu trinken.

- Halten Sie Mahlzeiten möglichst pünktlich ein und essen Sie nicht im Stehen oder Vorbeigehen, sondern nur am gedeckten Tisch.

- Lassen Sie Essensreste nicht sichtbar herumstehen, das verführt Sie dazu, immer wieder zuzugreifen. Besser nach der Mahlzeit sofort alles verpacken und wegräumen.

- Schaffen Sie unliebsame Verlockungen aus dem Sichtfeld, denn was Sie nicht sehen, verführt Sie auch nicht zum Zugreifen. Deshalb Limonaden, Säfte, Chips und Süßigkeiten in Schubladen, Küchenschränken oder im Keller verschwinden lassen.

- Wir alle neigen dazu, uns den Teller vollzuladen. Also besser kleinere Teller nehmen. Reduzierte Portionen auf kleineren Tellern sehen üppig aus und signalisieren dem Gehirn, dass eine ausreichend große Portion vorhanden ist.

- Es ist ein alter Hut, aber trotzdem: Nie hungrig einkaufen gehen.

- Gehen Sie im Supermarkt an den langen Regalen mit Süßwaren und anderen Snacks schnell vorbei. Am besten wenden Sie den Kopf ab und sehen einfach nicht hin. So fällt es leichter, Verlockungen links liegen zu lassen, denn: Was man nicht sieht, kauft man nicht. Und was man nicht kauft, isst man auch nicht.

BALLASTSTOFFE SIND SCHLANKSTOFFE

Wer beim Kochen und Backen an den fastenfreien Tagen häufiger zu Zutaten greift, die reich an unverdaulichen Nahrungsfasern sind, wird schneller schlank. Ganz gleich, welche Ballaststofflieferanten einem gut schmecken und bekommen: Mit den Mengen sollten Sie nicht gleich übertreiben. Vor allem ungewohnte Zutaten mischen Sie am besten erst mal in kleinen Portionen unter die gewohnten Speisen. So bekommen Verdauungssäfte und Darmflora die Chance, sich peu à peu an die neue Zusammensetzung der Mahlzeiten anzupassen. Nach einer Eingewöhnungszeit kann man die Mengen steigern, ohne dass der Bauch protestiert.

Goldrichtig für die Figur!

Als Ballaststoffe gelten die Bestandteile unserer pflanzlichen Lebensmittel, die unsere Verdauungssäfte nicht zerlegen können. Sie wandern deshalb unverändert durch den Verdauungstrakt und erfüllen eine Vielzahl von Aufgaben. Im Dünndarm werden nur die löslichen Ballaststoffe vom Körper aufgenommen und wirken appetithemmend. Je langsamer und kontinuierlicher die Kalorien vom Körper aufgenommen werden, desto länger melden die Sensoren Sättigung. Unlösliche Ballaststoffe wie etwa die Zellulose aus der Kleie, aus Vollkorngetreide oder aus Hülsenfrüchten sorgen für Fülle auf dem Teller und im Magen. Sie fördern die Beweglichkeit des Darms und damit eine zügige Ausscheidung. Mehr Ballaststoffe bedeutet also, besser satt zu werden und langsam, aber nachhaltig abzunehmen. Einer internationalen Studie mit über 700 000 Teilnehmern zufolge können sich Vollkornfreunde sogar über eine erheblich höhere Lebenserwartung freuen. Ein täglicher Konsum von 200 Gramm Vollkornprodukten senkt die Gesamtsterblichkeit um 28 Prozent. Denn Ballaststoffe …

- füllen den Magen und sättigen ausgiebig,
- regulieren den Blutzuckerspiegel,
- strecken die Nahrung und machen sie kalorienärmer,
- helfen, schlank zu werden oder zu bleiben,
- schützen vor Schlaganfall und Infektionskrankheiten.

Nutzen Sie unterschiedliche Ballaststoffquellen

In der folgenden Tabelle finden Sie ein paar Vorschläge, wie Sie ballaststoffreiche Lebensmittel in die tägliche Zubereitung Ihrer Speisen integrieren können. Die Angaben beziehen sich jeweils auf 100 Gramm des Nahrungsmittels.

Nahrungsmittel	**Ballaststoffe**	**Zubereitungsvorschlag**
Johannisbrotkernmehl	74 g	gut zum schnellen Andicken von Soßen
Weizenkleie	45 g	schmeckt im Müsli
Leinsamen	23 g	gut im Brot oder fein gemahlen in Quark
Kakaopulver	26 g	statt Schokolade in Getränken und Desserts
Dicke Bohnen	28 g	herzhaftes Gemüse als Sattmacher
Knäckebrot	je nach Sorte 8 bis 20 g	lecker zum Frühstück
Weizenkeime	18 g	in Quark und Joghurt
Weiße Bohnen (getrocknet)	23 g	für Eintöpfe und Suppen
Apfel	2 g	knackig-frisch als Dessert

Übersicht über ballaststoffreiche Nahrungsmittel

Es ist immer gut zu wissen, wo viele Ballaststoffe drinstecken und gleichzeitig wenige Kalorien lauern.

Nahrungsmittel	Ballaststoffe pro 100 g	Kalorien pro 100 g
Guarkernmehl	80	223
Johannisbrotkernmehl	74	202
Weizenkleie	45	264
Chiasamen	40	547
Dicke Bohnen (Dose)	28	286
Getrocknete Sojaschnetzel	27	324
Kakaopulver	26	390
Leinsamen	23	488
Sojakerne	23	431
Vollkornknäckebrot	20	334
Mohnsamen	20	526
Weizenkeime	18	356
Getrocknete Pflaumen	18	252
Getrocknete Aprikosen	18	272
Getrocknete Linsen	17	307
Getrocknete Erbsen	17	308
Hirse	13	355

Topinambur roh	12	54
Vollkornnudeln	12	345
Mandeln	11	611
Pumpernickel	11	200
Artischocken	11	41
Sesamsamen	11	593
Haferkleieflocken	10	373
Schwarzwurzeln	10	30
Haferflocken	10	373
Dinkelkörner	10	348
Kürbiskerne	9	581
Amaranth	9	403
Kidneybohnen (Dose)	9	124
Quinoa	7	369
Roggenmehl	7	338
Grüne Erbsen	6	96
Austernpilze	6	35
Okra	5	29
Rosenkohl	5	44
Heidelbeeren	5	46
Himbeeren	5	43
Kichererbsen (Dose)	4	133

FÜR EINEN FLACHEN BAUCH MIT KOHLENHYDRATEN KNAUSERN

Eine schmale Taille galt schon immer als Zeichen weiblicher Schönheit. Da verwundert es kaum, dass uns gerade die Frauen besonders attraktiv und jugendlich erscheinen, die sich ihre Taille bewahren. Mancher Frau spielt die Natur allerdings einen Streich. Bei ihr siedeln sich zusätzliche Pfunde ausgerechnet am Bauch an. Glücklicherweise ist Bauchfett nicht allzu hartnäckig und reagiert meist sehr gut, wenn man abends mit Kohlenhydraten geizt. Vorschläge für kohlenhydratarme Mahlzeiten finden Sie ab Seite 121.

Schnelle Kohlenhydrate

Manche Lebensmittel schicken ihre Kohlenhydrate schnell ins Blut. Der Körper produziert daraufhin sofort Insulin und senkt den Blutzuckerspiegel rapide ab. Das lockt unmittelbar den nächsten Hunger hervor. Also mit diesen Genüssen lieber maßhalten! Schnelle Kohlenhydrate sind in:

- Zucker, alle Sorten (auch Gelierzucker, Vanillezucker, Kandis)
- Honig, Sirup und Dicksaft
- Instanttee
- Limonade, Cola
- Fruchtsaft, Fruchtnektar
- Konfitüre
- Fruchtbonbons, Karamellbonbons
- Fruchtgummi
- Fruchteis
- Löffelbiskuit, Baiser

Langsame Kohlenhydrate

Es ist kein Zufall, dass Lebensmittel, die etwas Fett und/oder viele Ballaststoffe enthalten, ihre Kohlenhydrate nur peu à peu ins Blut abgeben. Denn bei ihnen verläuft die Verdauung gemächlicher. Wer schnelle Kohlenhydrate bremsen möchte, mischt sie in einer leckeren Mahlzeit mit langsamen, nimmt etwa Fruchtsaft zusammen mit Vollkornbrot, Kleie im süßen Müsli oder Fruchteis als Nachtisch nach einer Gemüsesuppe mit Bohnen oder Linsen zu sich. Langsame Kohlenhydratlieferanten sind:

- Getreidekleie wie Weizen-, Dinkel- oder Haferkleie
- Roggen- und Weizenvollkornbrot, Knäckebrot mit vielen Ballaststoffen
- Beilagen aus Getreide, zum Beispiel Bulgur, Dinkelreis, Graupen oder Hirse
- Hafer-, Dinkel- oder Mehrkornflocken
- Getreideähnliche Sorten wie Buchweizen, Quinoa und Amaranth
- Hülsenfrüchte wie weiße Bohnen, Linsen, Erbsen, Kichererbsen oder Kidneybohnen
- Gemüse, vor allem Kohl, Dicke Bohnen, Artischocken und Topinambur
- Nüsse, Mandeln
- Leinsamen, Chiasamen, Sonnenblumenkerne, Esskastanien
- Sojakerne, Sojaschnetzel

Figurkiller Alkohol

Haben sich lästige Fettpolster vor allem am Bauch entwickelt, könnte dies auch am Alkohol liegen. Es ist natürlich nicht die eine Riesenparty mit dem großen Rausch, die sich auf den Hüften niederschlägt. Gerade die gemäßigten zwei, drei Gläser pro Tag, an die man sich mit der Zeit gewöhnt hat, sind für die Figur gefährlich. Denn Alkohol stoppt den Abbau von Fett. Die zusätzlichen Kalorien lassen sich dann ausgerechnet um die Leibesmitte nieder (androide Adipositas) und machen sich damit besonders unangenehm bemerkbar. Wer nachhaltig abnehmen möchte, geht alkoholischen Getränken deshalb möglichst aus dem Weg. Vor allem süße alkoholische Getränke tricksen die Sättigungsmechanismen des Körpers aus. Trotz großer Kalorienmengen kommt beim Trinken im Kopf nicht an, wann der Körper genug davon aufgenommen hat. Und nicht zuletzt: Wer Alkohol meidet, nimmt nicht nur leichter ab, sondern senkt auch sein Krebsrisiko.

Die Ernährung dauerhaft umstellen

Wer auf Dauer keine neuen Rundungen ansetzen und sich über eine straffe Taille freuen möchte, tut gut daran, seine persönlichen Figurfeinde zu erkennen und durch Alternativen zu ersetzen. Chips, Kekse, Kuchen, Schokolade, Fast Food – das sind Begriffe, die jedem sofort zum Stichwort »Kalorienbombe« einfallen. Aber es gibt noch weitere Klippen, die es zu umschiffen gilt, damit das Kalorienkonto auf Dauer nicht überzogen wird.

Schnitzel, Backfisch und Co.

Sicher, knusprige Krusten schmecken köstlich. Doch frittierte Fischfilets im Backteig, Calamari-Ringe, Fischstäbchen, Schnitzel und Cordon bleu bestehen bis zu einem Drittel aus einer fetthaltigen Teighülle. Für die Hersteller ist das eine kostengünstige Methode, teure Zutaten nach mehr aussehen zu lassen. Selbst Frikadellen und vegetarische Bratlinge können von dicken Schichten Semmelbröseln umhüllt sein. Von fünf Fischstäbchen bleiben keine 100 Gramm Fisch übrig, wenn man die Panierung entfernt. Ein Gemüseburger enthält armselige 50 Gramm Gemüse.

Alternative: Naturprodukte verwenden. Fischfilet, Schnitzel oder Hähnchenbrust sind pur ebenso schnell zubereitet wie die tiefgekühlten Varianten im Teigmantel. Das Geheimnis saftiger Schnitzel und Fischfilets: Bei mittlerer Hitze anbraten, vom Kochfeld nehmen und in der heißen Pfanne noch einige Minuten gar ziehen lassen.

Frikadellen und Hacksteaks

An Imbissständen und in Kantinen zählen Hackgerichte zu den absoluten Rennern. Handelsübliche Buletten in der Gastronomie wiegen zwischen 120 und 200 Gramm und bringen es auf bis zu 500 Kalorien und 37 Gramm Fett pro Stück.

Alternative: Selbst welche braten. Dafür gutes frisches Hackfleisch kaufen und den Fleischteig mit Quark strecken. Pro 100 Gramm Hackfleisch kann man 1 bis 2 Esslöffel Magerquark zugeben. Ansonsten alles wie üblich zubereiten. Der Quark macht die Buletten saftig und liefert zusätzliches Eiweiß, ohne das Fettkonto zu belasten.

	Höchster zulässiger Fettgehalt	**Kalorien/ 100 g**
Beefsteakhack/Tatar/Schabefleisch	6 %	116
Rinderhackfleisch	20 %	207
Gemischtes Hackfleisch	30 %	233
Schweinehackfleisch	30 %	276

Cremesuppen

Suppen, ob Champignon-, Brokkoli- oder Spargelcreme, sind beliebt und köstlich. Leider sieht man ihnen nicht an, was in ihnen steckt. Industrielle Suppen aus Trockenpulver bestehen hauptsächlich aus Fett und Stärke, also Kohlenhydraten. Gemüse findet man nur in homöopathischen Dosen: Eine handelsübliche Tüte mit Suppenpulver enthält etwa 4 bis 6 Prozent Champignons, Spargel oder Brokkoli – und das soll für zwei Portionen reichen. Dosensuppen bringen es auf etwa 10 bis 15 Prozent der namengebenden Gemüsesorte.

Alternative: Die schnellen Suppen als Basis verwenden und selbst reichlich frisches oder tiefgekühltes Gemüse hinzufügen. Von Grund auf selbst zu kochen ist natürlich das Beste. Wer sich ein bisschen Zeit nimmt, gart reichlich frisches Gemüse der Saison in guter Brühe, püriert das Ganze und schmeckt die Suppe mit Salz, Pfeffer und Zitronensaft ab. Wer sie portionsweise einfriert, kann sich über einen köstlichen Vorrat freuen. Dieses Grundrezept ist unendlich wandelbar und bietet die Möglichkeit, viele Gewürz- und Kräuterkombinationen zu testen. Vor der Hauptmahlzeit verzehrt, wärmt ein leichtes Süppchen den Magen und reduziert den Hunger aufs Hauptgericht.

Belegte Brötchen

Die Auswahl an belegten Brötchen in Bäckereien und sogenannten Backshops wird immer größer. Vom schlichten Käsebrötchen bis zum mächtigen Baguette reicht das Angebot. An Streichfett oder Remoulade wird selten gespart, denn diese Zutaten sind kostengünstig. Gemüse dient nur als Dekoration und beschränkt sich meistens auf eine Scheibe Gurke oder Tomate und ein gerüschtes Salatblatt. Also nichts zum Sattessen! Doch Exemplare mit Käse und Bulette oder mit Käse überkrustete Baguettebrötchen bringen es auf bis zu 60 Gramm Fett und 860 Kalorien pro Stück. Das ist kein Snack für zwischendurch, sondern mehr, als man für eine ausgewogene Hauptmahlzeit veranschlagen würde.

Alternative: Wenn nicht so viele Kunden hinter einem drängen, sind die Servicekräfte meist bemüht, spezielle Wünsche zu erfüllen. Vollkornbrötchen ohne Butter oder Remoulade, dafür mit einer Extraportion Gurkenscheiben, belegt mit Eierscheiben oder Bratenaufschnitt bieten eine bessere Nährstoffkombination.

Instant-Cappuccino

Meterweise findet man sie im Kaffeeregal, die Tüten und Kartons mit bequemen Kaffeemixturen für Cappuccino, Latte macchiato und Cafè Latte. Das Angebot reicht von Nuss- und Schoko- bis Karamellgeschmack, von der Portionspackung bis zum Pfundbeutel. Enthalten ist immer ein Mix aus viel Zucker, gehärteten Fetten und genug Stabilisatoren, damit das Schäumchen obendrauf stabil bleibt. Selbst als zuckerarm beworbene Sorten bringen es noch auf etwa 5 Gramm Zucker pro Tasse.

Alternative: Kaffee selbst aufbrühen und mit einem Schuss Frischmilch verfeinern. Wer im Job weder Kaffeemaschine noch Kühlschrank hat, mixt seinen eigenen Instantkaffee aus löslichem Kaffee und Magermilchpulver. Pro Tasse etwa 1 Teelöffel Kaffee und ½ Esslöffel Milchpulver mischen. Das Wasser zum Aufgießen nach dem Aufkochen mit einem ganz kleinen Schuss kaltem Wasser etwas abkühlen, sonst flockt die Milch aus.

Nur essen, was einem wirklich schmeckt

»Das mache ich doch sowieso«, wird manch einer denken, der das liest. Heidelberger Experten belegten jedoch in einer Studie, dass die meisten von uns es anders handhaben. Wir folgen dabei oft Regeln aus der Kindheit, zum Beispiel wurde uns anerzogen, den Teller leer zu essen. Ebenso häufig essen wir aus Höflichkeit dem Gastgeber gegenüber etwas, das uns nicht schmeckt, oder konsumieren ihm zuliebe übergroße Portionen. Auch am kalten Büfett sind die Augen häufig größer als der Appetit, und dennoch leeren wir unseren Teller. Der Kartoffelsalat ist doch nicht so lecker, wie er ausgesehen hat? Klarer Fall: Wir essen ihn trotzdem.

Was schafft Abhilfe bei einem solchen Verhalten? Der feste Vorsatz, nie wieder etwas zu essen, das uns nicht schmeckt. Damit man nichts auf dem Teller vorfindet, das einem nicht zusagt, fragt man am besten im Restaurant vor dem Bestellen nach der Zubereitungsart einer Speise. »Ist der Fisch gebraten oder gegrillt?« – »Sind in der Beilage Zwiebeln?« – »Kann ich den Fisch auch ohne Soße bekommen?« Solche und ähnliche Fragen schützen vor unliebsamen Überraschungen. In Restaurants mit übergroßen Portionen hilft folgender Trick: Schon bevor man mit dem Essen beginnt, lässt man sich die Hälfte einpacken, damit man sie später mitnehmen kann. In der Kantine oder bei Einladungen bittet man direkt um eine kleine Portion. Falls man danach wirklich noch hungrig sein sollte, bekommt man sicher einen Nachschlag.

Keine Mahlzeit ohne Gemüse

Klingt ganz einfach, ist es auch! Wer zu jeder Mahlzeit Gemüse isst, hat es viel leichter, auf gesunde Weise satt zu werden. Gemüse enthält bekanntlich große Mengen an Vitalstoffen, Vitaminen, Mineralien und Ballaststoffen, liefert aber dabei nur wenige Kalorien. So füllt sich der Magen, ohne dass das Kalorienkonto ungebührlich belastet wird. Wie sieht das praktisch aus? Am besten isst man bereits zum herzhaften Frühstücksbrot Tomaten und knabbert Gurkenscheiben und Paprikastreifen. Natürlich kann man auch ein

Stück Apfel oder Orange zum Quarkbrot essen. Obst als Zwischenmahlzeit verträgt sich jedoch nicht mit der 1-Tages-Ditát. Die süßen Früchte genießt man besser immer nur im Rahmen einer Mahlzeit.

Mittags geht's dann weiter: Am besten füllt man seinen Teller zur Hälfte mit knackig gegartem Gemüse. Mittlerweile bietet nahezu jedes Betriebsrestaurant auch ein Salatbüfett an. Wer als Vorspeise einen bunten Salat mit einem leichten Dressing genießt, ist beim Hauptgericht mit einer kleineren Portion zufrieden. Danach füllt man die letzte kleine Lücke im Magen mit einem Stück frischem Obst als Dessert.

Wenn es abends schnell gehen soll, ist ein Krautsalat aus der Kühltheke oder eine fix zubereitete Rohkost ein perfekter Begleiter für das Abendessen. Ein großer, bunter Salatteller mit gekochtem Ei, gebratenem Fischfilet oder gegrilltem Fleisch als Topping ist stets eine gute Wahl für die letzte Mahlzeit am Tag.

ESSEN SIE ENTSPANNT

Ohne Einschränkungen und Verbote gutes Essen zu genießen und keine Kalorientabellen studieren zu müssen, das kennzeichnet die fastenfreien Tage der 1-Tages-Diät. Wer Lust auf einen Döner oder ein Stück Kuchen hat, kann diese Freiheit ohne schlechtes Gewissen auskosten. Alle, die sich für die freien Tage Anregungen wünschen, finden auf den folgenden Seiten Rezepte für neue Frühstücksideen, schnelles Soulfood, alltagstaugliche Magenschmeichler und praktische Vorschläge für den Hunger unterwegs. Das Besondere an diesen Rezepten ist, dass alle Gerichte nachhaltig sättigen und den Hunger für viele Stunden fernhalten. So halten Sie die Esspausen bis zur nächsten Mahlzeit entspannt durch.

Buchweizen-Overnight

Pro Portion 11 g E | 15 g F | 58 g KH | 10 g Ballaststoffe | 443 kcal (1850 kJ)

FÜR 1 PORTION

2 EL Buchweizengrütze
1 EL Chiasamen oder Leinsamen
1 EL Rosinen
100 ml Vollmilch
1 kleine Möhre
1 kleiner Apfel
2 EL Zitronensaft
2 TL Nüsse oder Samen nach Geschmack (z. B. Walnüsse oder Leinsamen)
evtl. flüssiger Honig

1. Buchweizengrütze mit Chia- oder Leinsamen, Rosinen und Milch verrühren, in eine Schüssel oder ein Schraubglas geben und zugedeckt im Kühlschrank über Nacht durchziehen lassen.
2. Am nächsten Morgen die Möhre waschen und schälen und fein reiben. Den Apfel ebenfalls waschen und mit der Schale rund um das Kerngehäuse grob raspeln. Apfel- und Möhrenraspel mit Zitronensaft mischen und auf das Müsli geben. Mit grob gehackten Nüssen bestreuen und nach Belieben mit etwas flüssigem Honig beträufeln.

TIPP

Für veganen Genuss eine Milchalternative nach Geschmack wählen, z. B. aus Sojabohnen, Hafer oder Nüssen, und statt Honig Agaven- oder Apfeldicksaft verwenden.

Blitz-Porridge mit Beeren

Pro Portion 14 g E | 15 g F | 44 g KH | 10 g Ballaststoffe | 402 kcal (1683 kJ)

FÜR 1 PORTION

4 EL Haferflocken, zart oder kernig nach Geschmack

1/8 l Vollmilch

1 Prise Salz

125 g Beeren nach Geschmack (evtl. aufgetaute TK-Beeren)

1 EL Naturjoghurt (3,5 % Fett) oder saure Sahne

2 TL Nüsse oder Samen nach Geschmack (z. B. Cashewnüsse oder Kürbiskerne)

evtl. 1–2 TL Rübensirup

1. In einem kleinen Topf Haferflocken mit Milch, 1/8 Liter Wasser und Salz mischen. Kurz aufkochen und die Mischung von der Herdplatte ziehen. Zugedeckt etwa 5 bis 10 Minuten quellen lassen.
2. Auf einen Teller geben und mit den Beeren, einem Klecks Joghurt oder saurer Sahne und den grob gehackten Nüssen servieren. Den Rübensirup nach Geschmack darüberträufeln.

Avocado-Smoothie-Bowl

Pro Portion 9 g E | 17 g F | 32 g KH | 14 g Ballaststoffe | 365 kcal (1526 kJ)

FÜR 1 PORTION

½ reife Avocado

1 kleine Banane

1 Handvoll Spinatblätter (alternativ Feldsalat, Römersalat oder auch TK-Spinat)

⅛ l Wasser oder Kokoswasser

100 g frisches Obst (z. B. 1 Kiwi oder 1 Aprikose oder 1 Handvoll Blaubeeren)

2 EL Haferflocken

1 EL Leinsamen

1. Das Fruchtfleisch der Avocado mit der geschälten Banane, den grünen Blättern und dem Wasser in einen Mixer geben und bei hoher Leistung fein cremig mixen.
2. Den cremigen Smoothie in eine Schüssel füllen und mit Fruchtstückchen, Haferflocken und Leinsamen bestreut servieren.

TIPP

Wer etwas mehr Süße braucht, gibt zum Creme-Smoothie etwas Honig oder Süßstoff. Aber lieber zuerst probieren. Meist reicht die Bananensüße aus.

TK-Spinat gibt es in losen Blättern oder kleinen Würfeln, die man ohne Auftauen verwenden kann.

Gemüserührei auf Vollkornbrot

Pro Portion: 23 g E I 18 g F I 38 g KH I 9 g Ballaststoffe I 428 kcal (1793 kJ)

FÜR 1 PORTION
2 Frühlingszwiebeln
2 EL Mais (Dose)
½ kleine Zucchini
2 Eier
3 EL Milch oder Mineralwasser
Salz, Pfeffer, Paprikapulver
1 TL Butter, Margarine oder Öl
1 Scheibe Vollkornbrot
2 EL Kräuter nach Geschmack (z. B. Schnittlauch, Petersilie, evtl. tiefgefroren)

1. Frühlingszwiebeln waschen, putzen und in Ringe schneiden, den Mais in einem Sieb abtropfen lassen, die Zucchini waschen, putzen und grob raspeln. Die Eier in einer Schüssel mit Milch oder Wasser verrühren und mit Salz, Pfeffer und Paprikapulver abschmecken.
2. Die Butter in einer beschichteten Pfanne erhitzen und das Gemüse einige Minuten andünsten. Die verquirlten Eier zugeben und die Eimasse kurz stocken lassen. Mit einem Holzlöffel oder -spatel die Masse immer wieder in der Mitte zusammenschieben.
3. Das Rührei auf das Brot geben und mit den Kräutern bestreut servieren.

TIPP

Das Gemüserührei schmeckt auch gut mit Paprika, Auberginen, Fenchel, Kohlrabi, Möhren, Porree, Staudensellerie, Tiefkühlgemüse oder einem Gemüserest vom Vortag. Rucolablätter oder Tomaten nur klein schneiden und roh unter das fertige Rührei heben.

Schnelles Stullenfrühstück

Pro Portion 21 g E | 15 g F | 59 g KH | 13 g Ballaststoffe | 502 kcal (2100 kJ)

FÜR 1 PORTION

2 Scheiben Vollkornbrot

1 TL Butter oder Margarine

1 EL Quark oder Frischkäse

reichlich Gurkenscheiben, Sprossen, Tomatenviertel, Paprikastreifen

1 kleine Portion/Scheibe Aufschnitt nach Geschmack (z. B. Sülze, Putenbrust oder Schinken)

1 kleine Portion/Scheibe Käse nach Geschmack (z. B. Schnittkäse, Harzer oder Frischkäse)

je 1 TL Honig und Konfitüre

1 TL Nüsse nach Geschmack (z. B. Mandelblättchen)

1 Stück Obst (Kiwi, Apfel, 1 Handvoll Erdbeeren)

1. Eine Scheibe Brot mit Butter, die andere mit Quark bestreichen, beide Scheiben halbieren. Das Butterbrot mit Gurken, Sprossen, Tomaten oder Paprikastreifen und Aufschnitt und Käse belegen.
2. Das Quarkbrot mit Honig und Konfitüre bestreichen und mit den Mandelblättchen bestreuen. Das Obst zum Brot servieren.

TIPP

Gutes Vollkornbrot muss weder schwer und dunkel sein noch ganze Körner enthalten. Auch hellere, fein ausgemahlene Brote können aus dem vollen Korn hergestellt sein. Beim Bäcker kann man nach dem Gehalt an Vollkornmehl fragen, bei verpacktem Brot die Zutatenliste lesen.

Ziegenfrischkäse-Sandwich

Pro Portion 12 g E | 13 g F | 51 g KH | 10 g Ballaststoffe | 398 kcal (1672 kJ)

FÜR 1 PORTION

2 Scheiben Vollkornbrot
2 EL Ziegenfrischkäse
2 TL Nüsse nach Wahl (z. B. Haselnüsse)
1 getrocknete Dattel oder Feige oder 2 Aprikosen
evtl. 1 TL Honig
einige Blätter Salat (z. B. Radicchio oder Eisbergsalat)

1. Das Brot nach Geschmack eventuell toasten. Den Ziegenkäse auf beide Brotscheiben streichen. Die Nüsse hacken und auf dem Käse verteilen, Dattel, Feige oder Aprikosen fein schneiden und daraufgeben. Eventuell den Honig darüberträufeln.
2. Den Salat waschen und in feine Streifen schneiden. Auf die Brote verteilen und die Scheiben zusammenklappen. Etwas festdrücken und in einer gut verschließbaren Dose transportieren.

TIPP

Milder schmeckt das Brot mit Frischkäse aus Kuhmilch. Wer mag, kann auch Schnittkäse, Hüttenkäse oder – besonders herzhaft und figurfreundlich – Harzer Käse verwenden.

Mildes Trinkmüsli

Pro Portion 14 g E I 19 g F I 44 g KH I 6 g Ballaststoffe I 432 kcal (1810 kJ)

FÜR 1 PORTION
1 kleine Banane
1 Mandarine
1 kleine Zucchini
2 EL feine Haferflocken
1 EL Nüsse nach Geschmack
200 ml Vollmilch

1. Banane und Mandarine schälen und grob zerkleinern. Die Zucchini waschen, putzen und ebenfalls grob klein schneiden. Die vorbereiteten Zutaten mit Haferflocken, Nüssen und Vollmilch in einem Mixer sehr fein zerkleinern, nach Geschmack mit Wasser verdünnen, bis die gewünschte Konsistenz erreicht ist.
2. Das Trinkmüsli sofort genießen oder für unterwegs in einen Thermobecher füllen.

TIPP

Saftige Zucchini sind ungewohnte, aber perfekte Zutaten für ein Trinkmüsli oder einen Frühstücks-Smoothie. Sie verleihen den gesunden Drinks eine angenehme Konsistenz und ergänzen die übrigen Zutaten auf angenehm milde Weise.

Rahm-Spitzkohl mit Buletten

kohlenhydratarm, proteinreich

Pro Portion 38 g E | 38 g F | 14 g KH | 8 g Ballaststoffe | 577 kcal (2412 kJ)

FÜR 2 PORTIONEN
3 dünne Frühlingszwiebeln
250 g Rinderhackfleisch
1 EL (Mager-)Quark
1 Ei
1–2 TL Senf
Salz, Pfeffer
2 EL neutrales Öl (z. B. Rapsöl)
500 g Spitzkohl
1 Zwiebel
100 ml Kochsahne (15 % Fett)

1. Frühlingszwiebeln putzen, waschen und in dünne Ringe schneiden. Hackfleisch mit Frühlingszwiebeln, Quark, Ei und Senf mischen, mit Salz und Pfeffer herzhaft würzen und mit den Händen zu 4 Buletten formen. 1 Esslöffel Öl in einer beschichteten Pfanne erhitzen und die Buletten darin von beiden Seiten je 4 bis 5 Minuten braten.
2. Den Spitzkohl putzen, den dicken Strunk keilförmig herausschneiden und die Spitzkohlblätter in Streifen schneiden. Die Zwiebel schälen und würfeln. Zwiebelwürfel in einem weiten Topf im restlichen Öl glasig dünsten, den Spitzkohl zugeben und 5 Minuten offen dünsten. Mit Salz und Pfeffer abschmecken, Kochsahne zugeben und zugedeckt weitere 5 Minuten garen.

Für unterwegs: Kohl und Buletten getrennt verpacken. Beides schmeckt auch kalt.

TIPP

Wenn es keinen Spitzkohl gibt, gelingt das Rezept auch mit Chinakohl oder Wirsing. Für Wirsingkohl 10 Minuten mehr Garzeit einrechnen.

Hühner-Nudelsuppe

proteinreich

Pro Portion 32 g E | 5 g F | 26 g KH | 8 g Ballaststoffe | 295 kcal (1237 kJ)

FÜR 2 PORTIONEN
1 l Geflügelbrühe
2 kleine Hähnchenschenkel
350 g Brokkoli
100 g Champignons
2 Möhren
½ Bund Schnittlauch
50 g kleine Nudeln (z. B. Hörnchen oder Mini-Farfalle)
Salz, Pfeffer

1. Die Geflügelbrühe aufkochen, Hähnchenschenkel darin 20 Minuten bei milder Hitze ziehen lassen, dann herausnehmen und etwas abkühlen lassen.
2. Brokkoli in kleine Röschen teilen, Champignons abreiben und halbieren, Möhren schälen und würfeln. Den Schnittlauch waschen, trocken schütteln und in Röllchen schneiden.
3. Nudeln in die Hühnerbrühe geben und nach Packungsanweisung kochen. 7 Minuten vor Ende der Garzeit Brokkoli und Möhren zugeben, 2 Minuten vor Ende der Garzeit die Pilze zugeben.
4. Die Haut von den Hähnchenschenkeln entfernen und das Fleisch klein schneiden. Kurz in der Brühe erhitzen, den Eintopf eventuell mit Salz und Pfeffer abschmecken und mit Schnittlauch bestreut servieren.

TIPP
Noch schneller geht's mit Hähnchenbrustfilet, das Fleisch der Schenkel ist jedoch saftiger.

Fischfilet in der Nusskruste mit buntem Gemüse

kohlenhydratarm, proteinreich

Pro Portion 34 g E | 19 g F | 16 g KH | 12 g Ballaststoffe | 406 kcal (1696 kJ)

FÜR 2 PORTIONEN
200 g Zuckerschoten
300 g Möhren
300 g Knollensellerie
3–4 Stiele Petersilie
300 g helles Fischfilet (z. B. Kabeljau oder Seelachs)
Salz, Pfeffer
1–2 EL Zitronensaft
2 EL neutrales Öl (z. B. Rapsöl)
3 EL gemahlene Nüsse oder Mandeln

1. Die Zuckerschoten waschen, putzen und je nach Größe halbieren oder dritteln. Die Möhren und den Sellerie schälen und in dünne Scheiben schneiden. Die Petersilie waschen, trocken schütteln und die Blättchen hacken. Das Fischfilet trocken tupfen, in dicke Streifen schneiden, mit Salz und Pfeffer würzen und mit Zitronensaft beträufeln.
2. Möhren und Sellerie 8 bis 10 Minuten in wenig Salzwasser garen, die Zuckerschoten zugeben. Nach weiteren 2 bis 3 Minuten ist alles knackig gar. Das Gemüse abgießen und mit der gehackten Petersilie bestreuen.
3. In der Zwischenzeit das Öl in einer beschichteten Pfanne erhitzen. Das Fischfilet in den gemahlenen Nüssen wenden und bei mittlerer Hitze von jeder Seite 2 bis 4 Minuten garen. Die Garzeit hängt davon ab, wie dick das Fischfilet ist.

TIPP

Wenn es ganz schnell gehen muss, verwenden Sie eine TK-Gemüsemischung, z. B. Asia-Gemüse. Das ist ganz fein geschnitten und muss nur wenige Minuten in der Pfanne erhitzt werden. Wer sichergehen möchte, dass im Fisch keine Gräten sind, verwendet Rückenfilets, die auch Loins genannt werden.

Paprika-Hähnchen-Curry

kohlenhydratarm, proteinreich

Pro Portion 37 g E | 28 g F | 18 g KH | 8 g Ballaststoffe | 500 kcal (2078 kJ)

FÜR 2 PORTIONEN

3 bunte Paprikaschoten
1 Zwiebel
1 Hähnchenbrustfilet (250 g)
1 EL Raps- oder Sonnenblumenöl
1–2 TL mildes Currypulver
1 Dose gehackte Tomaten (Pizzatomaten, 400 g)
200 g Kokosmilch
1/8 l Brühe
Salz, Pfeffer
1 EL Cashewnüsse, Erdnüsse oder Kürbiskerne

1. Paprika putzen und in mundgerechte Stücke schneiden. Die Zwiebel schälen und würfeln. Hähnchenbrust in Streifen schneiden.
2. Das Öl in einem Topf erhitzen, Paprika und Zwiebeln kurz darin andünsten. Das Currypulver darüberstreuen und kurz erhitzen, bis es anfängt zu duften. Mit den gehackten Tomaten, Kokosmilch und Brühe ablöschen. Aufkochen und 10 Minuten köcheln. Hähnchenfleisch dazugeben und bei milder Hitze 4 bis 5 Minuten gar ziehen lassen. Mit Salz, Pfeffer und eventuell weiterem Currypulver abschmecken und mit Cashewkernen bestreut servieren.

TIPP

Für exotische Aromen zusätzlich Knoblauch- und Ingwerstückchen mit andünsten. Für mehr Schärfe das fertige Curry mit Cayennepfeffer abschmecken, für frischen Kräutergeschmack reichlich Koriander oder Petersilie über das Gericht streuen.

Spargelpasta mit Speck

Pro Portion 21 g E | 16 g F | 46 g KH | 11 g Ballaststoffe | 449 kcal (1875 kJ)

FÜR 2 PORTIONEN

600 g grüner Spargel

½ Bund Kräuter nach Geschmack (z. B. Rucola, Bärlauch, Schnittlauch, Petersilie)

2 Zwiebeln

1 Knoblauchzehe

100 g durchwachsener Speck

Salz

125 g kurze Vollkornnudeln (klein gebrochene Bandnudeln oder Makkaroni sind ebenfalls geeignet)

Pfeffer

1. Das untere Drittel der Spargelstangen schälen, die holzigen Enden abschneiden. Kräuter waschen, trocken schütteln und fein hacken oder in Röllchen schneiden. Zwiebeln und Knoblauchzehe schälen und würfeln. Den Speck in Streifen schneiden.
2. Einen großen Topf mit Salzwasser erhitzen und die Nudeln darin nach Packungsanweisung garen.
3. In der Zwischenzeit Speck, Zwiebeln, Knoblauch und Spargel in einer kleinen, beschichteten Pfanne ohne weitere Zugabe von Fett 5 bis 7 Minuten braten. Mit wenig Pfeffer abschmecken.
4. Die Nudeln abgießen, abtropfen lassen und mit der Speck-Zwiebel-Mischung in der Pfanne schwenken. Mit den Kräutern bestreut servieren.

Für unterwegs: Statt heiß aus der Pfanne schmeckt die Kombination auch als Nudelsalat. Dafür etwa 100 Milliliter Nudelkochwasser auffangen und unter die Nudelpfanne rühren, so bleibt das Gericht auch kalt geschmeidig. Alles abkühlen lassen und in eine Kunststoffbox füllen. Die Kräuter separat transportieren und erst kurz vor dem Verzehr zugeben.

TIPP

Das Gericht schmeckt auch mit grünen oder Dicken Bohnen. Beides ist für die schnelle Küche auch tiefgefroren erhältlich. Wer Speck nicht mag, nimmt Cabanossi oder Chorizo-Wurst. Vegetarier verwenden Räuchertofu.

Dinkelpfanne mit Radicchio und Aprikosen

Pro Portion 24 g E | 21 g F | 47 g KH | 10 g Ballaststoffe | 500 kcal (2096 kJ)

FÜR 2 PORTIONEN

125 g vorgegarte Dinkelkörner
Salz
½ Kopf Radicchio
1 Stange Lauch
3 Aprikosen
1 EL Raps- oder Sonnenblumenöl
Pfeffer oder Cayennepfeffer
100 g Blauschimmelkäse (z. B. Gorgonzola, Roquefort oder Danablu)

1. Dinkel nach Packungsanweisung in Salzwasser garen. Das dauert etwa 15 bis 20 Minuten.
2. In der Zwischenzeit den Radicchio putzen und die Blätter in Streifen schneiden. Den Lauch putzen, längs halbieren und gründlich unter fließendem Wasser waschen. Die Lauchhälften in halbe Ringe schneiden, die Aprikosen waschen und in Spalten vom Stein schneiden.
3. Das Öl in einer beschichteten Pfanne erhitzen, Lauch und Radicchio darin 5 Minuten garen. Den Dinkel abgießen und mit den Aprikosen zum Gemüse geben. Eventuell etwas Kochwasser zugeben, damit die Pfanne nicht zu trocken gerät. Die Zutaten mischen und mit Salz und Pfeffer oder Cayennepfeffer abschmecken. Den Blauschimmelkäse in Flöckchen daraufsetzen und die Dinkelpfanne servieren.

Für unterwegs: Das Gericht schmeckt auch lauwarm aus der Lunchbox.

TIPP

Dinkel enthält mehr Ballast- und Mineralstoffe als Reis. Vorgegarte Dinkelkörner werden im Supermarkt und Discounter unter »Dinkel wie Reis« verkauft und stehen ebenfalls nach höchstens 20 Minuten Garzeit auf dem Tisch. Anstelle von Aprikosen schmecken in der Dinkelpfanne auch Pfirsiche, Nektarinen oder Birnenstückchen.

Gerösteter Blumenkohl mit Matjes-Stipp

kohlenhydratarm

Pro Portion 25 g E | 28 g F | 16 g KH | 10 g Ballaststoffe | 450 kcal (1888 kJ)

FÜR 2 PORTIONEN
1 kleiner Blumenkohl
2 EL Raps- oder Sonnenblumenöl
Salz
3 EL Naturjoghurt (3,5 % Fett)
2 EL saure Sahne
2 TL Senf (mittelscharfer oder grober Senf mit sichtbaren Körnern)
3 Stangen Staudensellerie
1 Orange
3–4 Matjesfilets (ca. 200 g)
1–2 EL frischer Zitronensaft

1. Den Backofen auf 200 °C vorheizen. Den Blumenkohl in Röschen teilen, den Stiel schälen und würfeln. Blumenkohl mit Öl und etwas Salz in einer Schüssel verrühren und auf dem Backblech verteilen. Auf der mittleren Schiene etwa 25 Minuten garen, dabei ein- bis zweimal wenden.
2. Joghurt, saure Sahne und Senf verrühren. Staudensellerie putzen, eventuell auf der Rückseite entfädeln und in dünne Scheiben schneiden. Frische Blättchen an den Staudenselleriestangen abzupfen und fein schneiden. Die Orange schälen und die Fruchtsegmente in Stückchen schneiden.
3. Den Matjes gegebenenfalls abtupfen und in Streifen schneiden. Matjes, Orangenfilets und Staudensellerie unter die Soße heben, Sellerieblättchen über den Matjes-Stipp streuen. Den Blumenkohl mit Zitronensaft beträufeln und dazu servieren.

Für unterwegs: Blumenkohl und Matjes-Stipp getrennt verpacken und zusammen genießen.

TIPP

Wer mag, kann eine Variante mit Curry, Fenchel und Mango probieren.

Grüner Quinoasalat

Pro Portion 9 g E | 17 g F | 54 g KH | 7 g Ballaststoffe | 433 kcal (1814 kJ)

FÜR 2 PORTIONEN

125 g Quinoa
Salz
1 Bund Frühlingszwiebeln
1 Zucchini
50 g Oliven (nach Geschmack grüne oder schwarze)
1 EL milder Essig (z. B. Balsam-, Apfel- oder Himbeeressig)
2 EL Oliven-, Nuss- oder Rapsöl
4 EL Fruchtsaft (z. B. Apfel-, Trauben- oder Orangensaft)
1 TL Zucker oder Honig
1 TL Senf
Pfeffer

1. Quinoa im Salzwasser aufkochen, bei kleiner Hitze 15 bis 20 Minuten köcheln lassen. Danach auf ein Sieb geben und die Quinoa abtropfen lassen.
2. Frühlingszwiebeln putzen und in feine Ringe schneiden, Zucchini fein schneiden oder hobeln, die Oliven halbieren.
3. Essig, Öl, Fruchtsaft, Zucker oder Honig und Senf verrühren und kräftig mit Salz und Pfeffer abschmecken. Die Salatsoße mit Quinoa, Frühlingszwiebeln, Zucchini und Oliven mischen und mindestens 10 Minuten durchziehen lassen.

Für unterwegs: Einfach in ein Schraubdeckelglas füllen und beim Picknick oder in der Mittagspause genießen.

TIPP

Dazu passen Schweinefilet-Medaillons, Räucherlachs, gebratener Halloumi oder Tofu.

Paprika-Brot-Salat

Pro Portion 14 g E | 23 g F | 50 g KH | 9 g Ballaststoffe | 487 kcal (2040 kJ)

FÜR 2 PORTIONEN

125 g Ciabatta, Baguette oder Stangenweißbrot (kann vom Vortag sein)

1 Glas Artischockenböden oder -herzen (240 g Abtropfgewicht)

3 kleine Paprikaschoten (400 g, bunt gemischt)

1–2 EL Essig (Balsamico oder milder Apfel- oder Weinessig)

3 EL Öl (am besten Olivenöl)

Salz, Pfeffer

½–1 TL Zucker

½ Bund Basilikum

40 g hauchdünn geschnittene Salami (z. B. Fenchel- oder Baguettesalami)

1. Das Brot zweimal nacheinander sehr knusprig toasten und anschließend in mundgerechte Würfel schneiden. Die Artischocken in einem Sieb abtropfen lassen und dabei ein wenig Flüssigkeit auffangen. Artischockenherzen vierteln, -böden in Streifen schneiden. Die Paprika waschen, putzen und in 2 × 2 Zentimeter große Stücke schneiden.
2. Aus Essig, Öl, 2 bis 3 Esslöffeln Artischocken-Marinade, Salz, Pfeffer und Zucker eine Salatsoße anrühren.
3. Paprikaschoten, Artischocken, Brot und Salatsoße mischen und 5 Minuten durchziehen lassen. In dieser Zeit das Basilikum waschen, trocken schütteln und die Blättchen vom Stiel zupfen.
4. Basilikum unter den Salat heben, die Salamischeiben dazu anrichten und sofort servieren.

Für unterwegs: Salami und Brotwürfel einzeln verpackt mitnehmen und kurz vor dem Essen unter den Salat heben.

TIPP

Zur Abwechslung den sättigenden Italo-Klassiker mit Tomaten, dünnen Zucchinischeiben oder fein gehobeltem Fenchel zubereiten. Wer mag, gibt einige Kapern oder die großen geschmackvollen Kapernäpfel zu.

Kalte Erbsen-Minze-Suppe

Pro Portion 23 g E | 12 g F | 44 g KH | 10 g Ballaststoffe | 400 kcal (1682 kJ)

FÜR 2 PORTIONEN

300 g Erbsen (frische ausgelöste Erbsen oder TK-Erbsen)

3 EL saure Sahne

1 ½ TL Gemüsebrühe (körnig oder Paste)

3 Stiele Pfefferminze (oder den Inhalt von 1 Beutel Pfefferminztee)

2 TL aromatisches Öl (z. B. Kürbiskern-, Nuss-, Lein- oder kalt gepresstes Olivenöl)

1 Baguettebrötchen

100 g körniger Frischkäse

½ TL frische oder getrocknete Thymianblättchen

¼ Paprikapulver, edelsüß

1. Die Erbsen in 5 bis 6 Esslöffel Wasser zugedeckt 5 Minuten weich kochen. 400 Milliliter kaltes Wasser, saure Sahne, Gemüsebrühe und abgezupfte Minzeblättchen oder getrocknete Minze dazugeben und mit dem Pürierstab fein pürieren. Die Suppe mindestens 10 Minuten kalt stellen. Vor dem Servieren je einen Teelöffel aromatisches Öl über das Süppchen träufeln.
2. Das Baguette schräg in Scheiben schneiden. Den körnigen Frischkäse auf die Brotscheiben streichen und mit Thymian und etwas Paprikapulver bestreuen.

TIPP

Für einen Erbsen-Cappuccino kann man ein wenig Milch aufschäumen und als Häubchen auf die Erbsencremesuppe setzen.

Rote Bete mit Pfeffermakrele

kohlenhydratarm

Pro Portion 20 g E | 24 g F | 25 g KH | 7 g Ballaststoffe | 420 kcal (1758 kJ)

FÜR 2 PORTIONEN

50 g grüner Salat (z. B. Feldsalat oder Rucola)

500 g Rote Bete (vorgegart)

100 g Naturjoghurt (3,5 % Fett)

2–3 TL Meerrettich

1 EL Zitronensaft

Salz, Zucker

150 g geräucherte Pfeffermakrele

1. Den Salat waschen, trocken schütteln und auf eine Platte legen. Die Rote Bete abtropfen lassen, in Scheiben schneiden und auf dem Salat anrichten.
2. Joghurt mit Meerrettich und Zitronensaft glatt rühren, mit wenig Salz und einer Prise Zucker würzen und auf den Rote-Bete-Scheiben verteilen.
3. Die Makrele in mundgerechte Stücke zupfen und darauf verteilen.

Für unterwegs: Den grünen Salat weglassen, die Makrele separat verpacken und transportieren. Erst vor dem Essen auf die Rote Bete geben.

TIPP

Wer mag, gibt noch einige Kräuter in den Joghurt – Kresse, Petersilie, Dill oder Kerbel passen perfekt. Für Abwechslung sorgen Stremellachs, geräucherte Forelle oder Matjesfilets.

Pilzpfanne mit Sellerie-Kartoffelstampf

kohlenhydratarm

Pro Portion 14 g E | 26 g F | 23 g KH | 11 g Ballaststoffe | 410 kcal (1713 kJ)

FÜR 2 PORTIONEN
400 g Knollensellerie
200 g mehlige Kartoffeln
Salz
400 g Pilze (z. B. Champignons, Austernpilze, Kräuterseitlinge)
1 Zwiebel
2 EL neutrales Öl (z. B. Rapsöl)
Pfeffer
100 ml Kochsahne (15 % Fett)
100 ml Gemüsebrühe
100 ml Vollmilch
1 EL Butter
1 Prise geriebene Muskatnuss
½ Bund Petersilie

1. Sellerie und Kartoffeln schälen und in grobe Würfel schneiden. Gesalzenes Wasser aufkochen, Sellerie und Kartoffeln darin 20 Minuten garen.
2. Pilze putzen, Champignons je nach Größe halbieren oder vierteln, andere Pilze in mundgerechte Stücke schneiden. Zwiebel schälen und würfen. Öl in einer beschichteten Pfanne erhitzen, Zwiebeln und Pilze darin 5 Minuten braten. Mit Salz und Pfeffer abschmecken. Sahne und Brühe zugeben und bei milder Hitze 5 Minuten offen einkochen.
3. Kartoffeln und Sellerie abgießen, Milch und Butter zugeben und mit dem Kartoffelstampfer grob zerdrücken. Mit Salz, Pfeffer und geriebener Muskatnuss abschmecken und zu den Rahmchampignons servieren. Die Petersilie waschen, trocken schütteln, hacken und über die Rahmchampignons und den Sellerie-Kartoffelstampf streuen.

TIPP

Für mehr Abwechslung auf dem Teller können Sie Sellerie auch mal durch Möhren, Kohlrabi, Kürbis, Topinambur oder Pastinaken ersetzen.

Spinat-Frittata mit Feta

kohlenhydratarm

Pro Portion 24 g E | 25 g F | 7 g KH | 4 g Ballaststoffe | 364 kcal (1526 kJ)

FÜR 2 PORTIONEN
200 g Blattspinat (TK, aufgetaut)
1 große Zwiebel
4 Eier
75 g Feta
Pfeffer
1 EL Butter oder neutrales Öl (z.B. Rapsöl)
2 Tomaten
1 EL milder Essig (z.B. Balsamessig)

1. Spinat mit den Händen kräftig ausdrücken und fein schneiden. Die Zwiebel schälen und in dünne Streifen schneiden. Eier mit Spinat und zerbröckeltem Feta-Käse verquirlen und mit wenig Pfeffer würzen.
2. Butter oder Öl in einer beschichteten Pfanne erhitzen und die Zwiebel darin glasig dünsten. Die Eiermasse darübergießen und bei mittlerer Hitze von jeder Seite 4 bis 5 Minuten stocken lassen.
3. In der Zwischenzeit die Tomaten waschen und in dünne Scheiben schneiden, den Stielansatz herausschneiden. Auf der fertigen Frittata verteilen und mit etwas Balsamessig beträufeln.

Für unterwegs: Die Tortilla erkalten lassen und in Streifen oder Würfel schneiden. Statt der großen Tomaten eine Handvoll Kirschtomaten mitnehmen und dazu essen.

TIPP

Wer mag, kann die Tomaten noch mit feinen Sprossen, Frühlingszwiebelröllchen oder reichlich frischem Basilikum bestreuen. Auch Gemüsereste sind schnell zu einer Frittata verarbeitet.

Knackiger Gemüsesalat

proteinreich

Pro Portion 33 g E | 19 g F | 32 g KH | 19 g Ballaststoffe | 477 kcal (2000 kJ)

FÜR 2 PORTIONEN

je 1 rote und gelbe Paprikaschote
1 Bund Radieschen
1 Salatgurke
1 kleine Zwiebel
150 g Bratenaufschnitt (z. B. Kasseler, geräucherte Putenbrust, Kochschinken)
1 Dose Kidneybohnen (260 g Abtropfgewicht)
einige Blätter grüner Salat nach Geschmack (z. B. Lollo bionda, Eichblatt, Rucola)
4 EL Gemüsebrühe
1 EL Zitronensaft oder milder Essig (z. B. Apfelessig)
3 EL Raps-, Sonnenblumen- oder Olivenöl
Salz, Pfeffer

1. Das Gemüse waschen und putzen. Paprikaschoten in Streifen, Radieschen und Gurke in Scheiben schneiden. Die Zwiebel schälen und in feine Halbringe schneiden. Den Bratenaufschnitt in mundgerechte Streifen schneiden. Kidneybohnen in ein Sieb geben, unter fließendem Wasser abspülen und abtropfen lassen. Den Salat waschen, trocken schütteln und zerzupfen. Eine Platte damit belegen.
2. Gemüsebrühe, Zitronensaft oder Essig und Öl verrühren und mit Salz und Pfeffer würzen. Alle vorbereiteten Salatzutaten unterheben und auf den Salatblättern verteilen.

Für unterwegs: Den grünen Salat einfach weglassen, er würde durch ein langes Bad in der Salatsoße schlapp und unansehnlich. Alle anderen Zutaten ziehen gerne einige Zeit in der Marinade und eignen sich daher prima für die Lunchbox.

TIPP

Für extra Vitamine reichlich frische Kräuter auf den Salat streuen. Gartenbesitzer können auch Gänseblümchen, Giersch oder junge Brennnesselblätter probieren.

5

NEUE LUST AUF LEICHTES LEBEN

Bewegen Sie sich, machen Sie mehr Sport! Dieser Rat kommt bei Menschen mit ausgeprägten Rundungen selten richtig gut an. Die meisten wissen zwar, dass sie mit regelmäßiger sportlicher Aktivität überflüssige Pfunde loswerden könnten, bringen aber die nötigen Antriebskräfte nicht auf. Forscher kennen das. Sie beobachteten bei Übergewichtigen und Schlanken ganz unterschiedliche Bewegungsmuster: Zwar schlafen beide Typen im Durchschnitt etwa gleich viel, aber die Schlanken sind trotzdem aktiver. Den Unterschied machen die kleinen Gänge und Tätigkeiten, wenn man eben mal schnell die Treppe runterläuft, um den Müll wegzubringen, sich von einem Zimmer zum anderen bewegt, sich locker bückt oder streckt – all diese spontanen Aktivitäten sind bei Menschen mit Übergewicht vermindert. Warum ist das so? Was steckt dahinter?

SNACKS FÜTTERN DEN INNEREN SCHWEINEHUND

Wer zwischen den Mahlzeiten häufig nascht, wird leichter dick. Das ist eigentlich jedem klar. Grund dafür sind aber keineswegs nur die viel beschworenen Kalorien. Es ist die Anhäufung kleiner Zwischenmahlzeiten und das falsche Timing beim Essen, das Menschen träge und dick macht. Selbst wenn es sich meistens nur um kleine Mengen mit jeweils wenigen Kalorien handelt, legt ständiges Essen im Inneren unserer Zellen ein Protein lahm, das unseren Bewegungsdrang steuert. Wir werden träge und bewegungsscheu. Der innere Schweinehund ist also keine Frage von Disziplin, sondern pure Biologie.

Mit der Zeit entsteht so ein regelrechter Teufelskreis von steigender Esslust, zunehmender Trägheit und wachsenden Fettpolstern. Aussteigen kann jeder, indem er dem inneren Schlankmacher FoxA2 durch kurze Fastenzeiten wieder seinen angestammten Raum gibt. Springt dieser Schalter nach mehreren kalorienfreien Stunden auf Aktivität um, verleiht er uns Flügel und Bewegung bereitet uns plötzlich wieder große Freude. Dieser figurfreundliche Prozess setzt jedoch erst ein, wenn in kalorienfreien Zeiten der Insulinspiegel fällt und FoxA2 das Zepter führt (siehe auch Seite 12 f.).

Warum das so ist? Dieser kluge Stoffwechseltrick sicherte uns Menschen in der Vergangenheit das Überleben. Seit grauer Vorzeit weckt FoxA2 im Gehirn den Bewegungsdrang, damit wir Menschen in Hungerzeiten nicht schlappmachen, sondern aktiv werden, um uns Nahrung zu verschaffen. Diese ursprüngliche Lust auf viel Bewegung macht sich die 1-Tages-Diät zunutze. Neben der Kalorienersparnis des einen Fastentages steigt der Kalorienverbrauch, weil wir uns wieder bewegen. Gerade die vielen kleinen Gänge und Handreichungen des Alltags tragen dann zu einer gesunden Fettverbrennung bei.

MIT DER 1-TAGES-DIÄT WIEDER FREUDE AN BEWEGUNG

Wer sich glücklich und lebendig fühlen möchte, kommt nicht darum herum, seine Muskeln regelmäßig zu fordern. Schließlich sind sie der Ofen unseres Körpers, der die meisten Kalorien verbrennt. Jedes Training heizt dieses Feuer an – danach verbrennen wir sogar im Schlaf mehr Kalorien. Außerdem verändert Bewegung unser Essverhalten. Einen faulen Sofasitzer stört sein überfüllter Bauch meist nicht. Er empfindet ihn erst als unbequem, wenn er rennen oder einen Berg erklimmen will. Bewegung hilft also, die Nahrungsmenge auf natürliche Weise zu begrenzen.

Neue Studien zeigen, dass Muskeln einen ungeheuren Einfluss auf das Gesundheitssystem des Körpers ausüben. Mithilfe von rund 400 Botenstoffen, die sie in alle Ecken und Winkel des Körpers versenden, können sie Fettpolster auflösen, Entzündungen eindämmen oder vermindern, Adern wachsen lassen, Knochen stärken und nicht zuletzt Nerven reparieren. Das ist auch der Grund, warum regelmäßige Bewegung das Risiko einer Demenzerkrankung verringert und bei Depressionen hilft, wieder Mut zu fassen.

AKTIV WÄHREND DER 1-TAGES-DIÄT

Gesunde Morgenmenschen, die aktiv möglichst viel überschüssiges Fett verbrennen wollen, trainieren am besten am Morgen direkt nach der nächtlichen Fastenpause, solange sie noch nüchtern sind, und zwar am besten gemächlich, bei niedriger bis mittlerer Intensität. Bezogen auf die Herzfrequenz bedeutet das zwischen 50 und 75 Prozent der maximalen Herzfrequenz (siehe Tabelle Seite 149).

Einsteiger sollten es langsam angehen lassen und sich allmählich steigern. So lernt der Körper immer besser, das Fett der Polster zu aktivieren und zur Energiegewinnung heranzuziehen.

Die Wirkung der 1-Tages-Diät wird zusätzlich unterstützt, wenn man an den sechs fastenfreien Tagen bereits zwei, drei Stunden vor dem Training nichts isst. Wer dafür zu viel Hunger hat, kann sich für eine kleine, kohlenhydratarme Mahlzeit, möglichst ohne Zucker und andere schnelle Kohlenhydrate wie Weißbrot oder Kartoffeln, entscheiden. Ein Becher Naturjoghurt oder ein Glas Milch sind beispielsweise eine gute Wahl. Während der sportlichen Aktivitäten sollten Sie auch an fastenfreien Tagen auf kohlenhydrathaltige Getränke verzichten. Süße Limonaden, Fruchtsäfte oder Energydrinks sind tabu, denn sie stoppen die Fettverbrennung.

Nach dem Sport

Nach der sportlichen Aktivität bleibt der Stoffwechsel für eine gewisse Zeit weiterhin erhöht. Wenn Sie es schaffen, warten Sie mit Ihrer ersten Mahlzeit noch mindestens zwei Stunden. So lässt sich der Fettabbau noch lange hochhalten. Denn gerade nach einer körperlichen Belastung werden vorrangig Fettdepots des Körpers abgebaut. Liefert man dem Körper dagegen unmittelbar nach dem Sport kohlenhydratreiche Nahrung oder Getränke, unterbricht er den Abbau der Polster. Doch wer nach dem Sport zu hungrig ist, um die nächste Mahlzeit noch länger hinauszuzögern, wählt am besten eine eiweißreiche Mahlzeit (siehe Seite 121–124).

BEWEGUNG AM ARBEITSPLATZ

Wer beruflich viele Stunden täglich an den Schreibtisch gefesselt ist, lässt besser keine Möglichkeit für körperliche Bewegung aus.

- Jede Treppe nutzen: Fahrstuhl und Rolltreppe sind tabu. Wer kann, nimmt immer zwei Stufen auf einmal. Das stärkt die Beinmuskeln und verbraucht deutlich mehr Kalorien als langsames Treppensteigen.
- Im Sitzen bewegen: bewusst immer wieder die Sitzposition ändern. Körperfreundliche moderne Bürostühle, deren Sitzfläche leicht in alle Richtungen schwingt und den Körper zu beständigem Ausbalancieren animiert, helfen dabei. Diese Ausgleichsbewegungen aktivieren viele Muskelgruppen im ganzen Körper. Am besten aber wäre ein Steharbeitsplatz mit der Möglichkeit, das Stehen und Sitzen abzuwechseln.
- 5-Minuten-Pausen einlegen: Beim Arbeiten am Computer wirken sich schon kurze Unterbrechungen positiv auf den Blutzucker aus. Ab und zu für 5 Minuten aufstehen, sich strecken, herumgehen und – wenn möglich – ein paar kleine Übungen ausführen.
- Den Papierkorb ans andere Ende des Raumes stellen, damit man für jeden Schnipsel aufstehen muss.
- Falls möglich, den Drucker in einen anderen Raum stellen: Auch die wenigen Schritte in den Nachbarraum unterstützen die 1-Tages-Diät mit einer kleinen Bewegungseinheit.
- Nicht immer nur Mails schreiben: Öfter mal in andere Abteilungen gehen, um mit den Kollegen persönlich zu sprechen. Das verbrennt Kalorien und ist oft produktiver als ein getippter Text.

Möglichst viel bewegen

Unser Körper hat sich in Hunderttausenden Jahren zu dem entwickelt, was wir heute sind. Doch Bildschirme und Bürojobs haben unsere Lebensweise grundlegend verändert – sie nageln uns auf Stühlen fest. Die Folge: Unser wunderbarer Körper ist chronisch unterfordert. Internationale Empfehlungen raten täglich zu mindestens 30 Minuten Bewegung. Denn erst dann beginnt der Körper langsam, seine Fettreserven zu aktivieren. Doch es ist immer noch besser, kurz als gar nicht zu trainieren. Kleinere Bewegungseinheiten lassen sich über den ganzen Tag verteilen, etwa indem man 10 Minuten auf dem Heimtrainer läuft, einen kurzen Spurt zu Bus oder Bahn einlegt und abends 20 Minuten zur Entspannung im Freien joggt. Wer mit der 1-Tages-Diät nachhaltig abnehmen möchte, sollte dies als Minimum betrachten und sein Bewegungs-

TIPPS FÜR DEN WEG ZUR ARBEIT

- Balance halten: In Bus oder Bahn stehen, statt zu sitzen. Indem man während der Fahrt ständig sein Gleichgewicht ausbalanciert, beansprucht und stärkt man seine Muskeln. Natürlich sollte ein Haltegriff immer in Reichweite sein.

- Das Auto in einiger Entfernung parken: Nutzt man einen etwas entfernt liegenden Parkplatz, verschafft man sich die Möglichkeit zu einem idealerweise 15-minütigen Fußmarsch – eine wirkungsvolle Unterstützung für die 1-Tages-Diät.

- Das Fahrrad nehmen: Erlaubt es die Entfernung, sollte man die Möglichkeit nutzen, mit dem Fahrrad zur Arbeit zu fahren. Das ist billig, umweltfreundlich und nebenbei ein perfektes Ausdauertraining.

pensum möglichst ausdehnen. Dabei spielt es keine Rolle, ob dies am Stück oder in kleinen Etappen geschieht. Für die Kalorienbilanz – das Verhältnis von mit der Nahrung aufgenommener und vom Körper verbrauchter Energie – zählt buchstäblich jeder einzelne Schritt. Wer zum Beispiel längere Wege zu Fuß geht, konsequent auf den Fahrstuhl verzichtet und stattdessen Treppen steigt, jede kleine Anstrengung sucht, statt sie zu vermeiden, hat am Ende des Tages bereits die Hälfte des empfohlenen Kalorienverbrauchs erledigt – ohne nennenswerten Zeitverlust, kostenlos und ohne aktiv Sport zu treiben. Hat man abends noch Lust, zum Schwimmen zu gehen oder eine Runde zu walken oder zu laufen – umso besser.

Fastensport nach Maß

Wer sich ungern von festen Sportterminen einengen lassen möchte, kann problemlos 2000 Kalorien pro Woche verbrennen, ohne seinen Alltag auf den Kopf stellen zu müssen. In der nachfolgenden Tabelle finden Sie dazu ein paar Anregungen:

Situation	**Bewegung/Aktivität**	**Kalorienverbrauch pro Woche (geschätzt)**
Unterwegs, bei der Arbeit oder zu Hause	Täglich mindestens zwei Stockwerke Treppen auf- und absteigen, je mehr, desto besser!	300–400
Wege zurücklegen	Jeden Tag mindestens 2 Kilometer zu Fuß gehen. Wer auf 5000 Schritte kommt, legt 3–4 Kilometer zurück.	650–700

Freizeit	Pro Woche 1–2 Stunden Licht und Luft tanken: im Freien walken, wandern oder spazieren gehen	350–600
Freizeit	Pro Woche 2 Stunden mäßig anstrengende Sportarten wie Tennis, Badminton, Golf, (Beach-) Volleyball oder andere Ballsportarten, oder Schwimmen ausüben	750–900

Unserem Körper ist es ziemlich egal, ob er Kalorien beim strammen Gehen oder in einem Gruppenkurs im Fitnessstudio oder Turnverein verbraucht – Hauptsache, die Muskeln werden bewegt, der Puls klettert in die Höhe und der Stoffwechsel kommt auf Touren. Die wenigsten denken daran, dass auch Tätigkeiten zu Ausdauerübungen werden können, die gar nichts mit Sport zu tun haben. Das reicht von der Gartenarbeit bis zum Herumtoben mit dem Hund, dem Heimtragen von Milch- und Saftflaschen über längere Strecken bis zum ausführlichen Wochenendhausputz. Damit eine körperliche Tätigkeit als Ausdauertraining zählt, muss sie intensiv genug ausgeführt und regelmäßig wiederholt werden. Moderate Anstrengungen bringen einen aber auf Dauer auch ans Ziel.

Schritt für Schritt zur Topfigur

Der Alltag bietet also jede Menge Möglichkeiten, ganz nebenbei Bonusmeilen zu sammeln und dabei eine Extraportion Fett zu verbrennen. Derzeit empfehlen Sportwissenschaftler und Mediziner, das Auto möglichst oft stehen zu lassen und mehr zu Fuß zu gehen. Das Ziel sollte ein tägliches Pensum von etwa 10 000 Schritten sein.

Dabei kommt eine Strecke von 7 bis 8 Kilometern zusammen. Ein Schrittzähler unterstützt die Motivation. Wer ein solches Gerät in der Hosentasche oder am Arm mit sich trägt, weiß am Ende des Tages, wie viele Schritte beziehungsweise Kilometer er zurückgelegt und wie viele Kalorien er dabei verbraucht hat. Auch wenn diese Geräte nicht hundertprozentig genau messen, bekommt man einen Überblick darüber, wie aktiv man ist. Wer den ganzen Tag einen Schrittzähler bei sich trägt, wundert sich am Ende einer Woche oft, wie viel – oder auch wie wenig – er im Durchschnitt täglich gelaufen ist.

MIT AUSDAUERTRAINING FIT WERDEN

Fast jede Art der Fortbewegung, ob Laufen, Radfahren, Paddeln, Schwimmen oder Inlineskaten, kann als Ausdauertraining betrieben werden. Zu den anspruchsvollen Ausdauersportarten zählen Langstreckenlauf, Marathon, Radsport, Triathlon, Langstreckengehen und Bergwandern. Alle diese Sportarten sind gekennzeichnet durch längere Belastungen auf mittlerem Niveau sowie kurzfristige Maximalbelastungen. Mit welcher sportlichen Aktivität man die 1-Tages-Diät kombiniert, richtet sich nach der persönlichen Vorliebe. Wichtig ist nur, dass man dabei etwa mindestens 1000 bis 2000 Kalorien wöchentlich verbrennt. Der frühe Morgen eignet sich übrigens für Ausdauertraining besonders gut. Weil der Körper zu dieser Zeit besser auf moderate als auf intensive Belastungen reagiert, sollte man die sportliche Tätigkeit jedoch in Grenzen halten.

Welcher Ausdauersport am besten zu Ihnen passt, ist der, der Ihnen am meisten Spaß macht. Also gilt es, für den Ausdauersport die passende Aktivität zu finden. Wichtig dabei ist, dass Sie für jedes Training ausreichend Zeit einplanen, damit Sie Stress und Hektik vermeiden. Hier ein Überblick über die gängigsten Möglichkeiten.

Walking

Die sportliche Variante des alltäglichen Gehens ist ideal für Einsteiger und hilft beim Abnehmen. Wichtig sind die Armbewegungen: Die Arme werden angewinkelt und schwingen seitlich neben dem Körper mit. Bei der nordischen Version des Walkens werden Nordic-Walking-Stöcke benutzt. Die Vorteile dieser Sportart: Gehen schont die Gelenke, erfordert keine besondere Ausstattung und ist auch für Anfänger geeignet. Wer später Joggen möchte, legt hiermit die Grundlage und gibt Knochen, Muskeln und Sehnen Gelegenheit, sich an die Belastung zu gewöhnen.

Einsteigerplan für Ungeübte

Woche 1

Montag	10–15 Minuten zügig gehen
Dienstag	20–25 Minuten zügig gehen
Mittwoch	Ausruhen oder entspanntes Schwimmen
Donnerstag	20–25 Minuten zügig gehen
Freitag	Ausruhen oder sehr leichtes Muskeltraining
Samstag	30–35 Minuten zügig gehen
Sonntag	Ausruhen

In jeder weiteren Woche wird die Gehzeit um 5 Minuten verlängert. Man beginnt mit gemäßigtem Tempo und steigert die Geschwindigkeit allmählich.

Joggen

Laufen ist eine der effizientesten Methoden, um die Gewichtsreduktion mit der 1-Tages-Diät zu unterstützen. Es verbessert die Kondition, gilt als idealer Stresskiller und bewirkt einen hohen Energieverbrauch während des Abnehmens. Um loszulegen, benötigen Sie nur Laufschuhe und lockere Funktionskleidung. Wer jedoch einen BMI über 30 (siehe Tabelle Seite 32) hat oder lieber langsam einsteigen möchte, beginnt mit dem Walken und sattelt erst später aufs Joggen um, wenn er sich fit genug fühlt.

Radfahren

Ein Fahrrad ist Sportgerät und Verkehrsmittel zugleich. Vom gemütlichen Radeln über Querfeldeintouren mit dem Mountainbike bis hin zu Radrennen auf Asphalt gibt es für jeden Geschmack eine passende Variante. Die Gelenke von Füßen, Knien und Hüfte werden weniger belastet als beim Joggen, denn das Rad trägt einen Großteil des Körpergewichts. Wichtig ist, dass Sitz und Lenker richtig eingestellt sind. Weil besonders die niedrigen Gänge die Kniegelenke schonen, ist Radfahren ideal für Übergewichtige. Allerdings muss man im Vergleich zum Walken etwa das Eineinhalbfache an Zeit aufwenden, um dieselbe Kalorienmenge zu verbrauchen.

Schwimmen

Wer ein Schwimmbad oder ein sauberes Gewässer in der Nähe hat, kann sich freuen, denn Schwimmen verbrennt viele Kalorien. Durch den Wasserwiderstand entsteht ein hoher Trainingseffekt. Des Weiteren schont Schwimmen die Gelenke und es kann gut zur Regeneration und zum Ausgleich anderer Sportarten eingesetzt werden. Verschiedene Techniken und Hilfsmittel ermöglichen abwechslungsreiche Trainingsprogramme.

INTENSIV ODER DOCH LIEBER SANFT TRAINIEREN?

Je intensiver eine Sportart betrieben wird, desto wirkungsvoller ist sie für die Figur. Doch auch beim Training gilt: im ersten Gang anfangen, erst dann hochschalten und in die Vollen gehen. Wer mit einem Ausdauerprogramm beginnt, sollte seine Herzfrequenz, also die Anzahl der Herzschläge pro Minute (entspricht etwa dem Puls), anfangs nur auf 50 bis 70 Prozent des Maximums erhöhen, denn die Herzfrequenz ist eine wichtige Messgröße für die Belastungsintensität. Für ein mäßig anstrengendes Trainingsniveau sind daher anfangs 50 bis 70 Prozent der maximalen Herzfrequenz ausreichend. Mit der Zeit kann man die Intensität steigern. Auch wer sich topfit fühlt, sollte vor dem Einstieg seine persönlichen Trainingsziele mit einem Arzt besprechen. Vor allem gilt dies aber für Fastende, die schon lange keinen Sport mehr getrieben haben. Die folgende Tabelle gilt als Anhaltspunkt für die Herzfrequenz bei mäßig anstrengendem Training.

Fühlen Sie zwischendurch nach

Der eigene Puls lässt sich entweder an der Innenseite des Handgelenks oder am Hals zwischen der Luftröhre und dem großen Halsmuskel ertasten. Dazu legt man Zeige- und Mittelfinger leicht auf, zählt 10 Sekunden lang die Anzahl der Schläge und multipliziert anschließend den Wert mit 6. Wer seinen Puls allein nicht findet, bittet seinen Arzt oder auch seinen Fitnesstrainer, ihm zu zeigen, wie es geht.

Alter in Jahren	**Maximale Herzfrequenz (Puls)**	**Mäßig erhöhte Herzfrequenz, 50–70 % des Maximums**
25	195	97–136
30	190	95–133
35	185	92–129
40	180	90–126
45	175	87–122
50	170	85–119
55	165	82–115
60	160	80–112
65	155	77–108
70	150	75–105
75	145	72–101
80	140	70–98

Sportuhren machen einem die Pulskontrolle leicht: Sie zeigen die Herzfrequenz beim Training an, viele Fabrikate messen auch den Ruhepuls und geben Informationen über den Schlaf. Zusätzlich können sie als Schritt- und Kalorienzähler dienen. Es gibt natürlich auch einfachere, etwas weniger exakte Methoden, die anzeigen, ob man in der richtigen Intensität trainiert:

Achten Sie auf die Signale des Körpers

- Schauen Sie beim Start des Trainings auf die Uhr. Wer erst nach etwa 15 Minuten richtig ins Schwitzen gerät und dabei nur leicht außer Atem ist, dessen Herzfrequenz liegt wahrscheinlich im optimalen Bereich.
- Einen guten Anhaltspunkt liefert Ihnen auch, ob Sie sich während des Trainings unterhalten können. Trainieren Sie allein, versuchen Sie doch mal, ob Sie beim Training leise singen können. In beiden Fällen bleibt die Anstrengung im sicheren Bereich.
- Geraten Sie dagegen stark außer Atem und keuchen Sie, sollte die Trainingsintensität besser reduziert werden, sonst überlasten Sie sich und Ihr Herz zusätzlich.
- Für Einsteiger sind Trainingszeiten von 30 Minuten ideal. Fühlen sich manche damit nicht mehr ausgelastet, kann das Ausdauertraining allmählich auf 45 bis 60 Minuten ausgedehnt werden.

Überlisten Sie den Stress

Während eines schnell getakteten Arbeitstages kann sich ganz schön viel Druck aufbauen. Doch hier kommt die gute Nachricht: Laut einer Studie der Universität Göttingen steigt während der Fastenphase das Gute-Laune-Hormon Serotonin im Körper an, das dick machende Stresshormon Cortisol reduziert sich hingegen. Neben dem intermittierenden Fasten besteht die effektivste Möglichkeit, aufgestaute Stresshormone wieder loszuwerden, in körperlicher Aktivität. Hauptsache, man bewegt sich und der Puls steigt.

Bauen Sie Muskeln auf

Wo früher Rock oder Hose locker saßen, wölbt sich jetzt der Bauch? Dann wird es Zeit, das ungeliebte Bauchfett wieder loszuwerden. Straffe Bauchmuskeln allein helfen dabei nicht. Will man die Polster rund um die Taille zum Verschwinden bringen, hat nur ein ganzheitlicher Muskelaufbau den gewünschten Effekt. Je mehr Muskeln man besitzt, desto leichter geht's. Diese Tatsache gewinnt ab dem 30. Lebensjahr zusätzlich an Bedeutung, weil von da an unsere Muskeln schleichend weniger werden. Es sei denn, wir trainieren gezielt dagegen an.

Aber wie wird das Muskelwachstum angeregt? Ganz einfach, indem man sie benutzt. Fordert man Bizeps und Konsorten richtig heraus, entstehen in deren Innerem mikroskopisch feine Risse. Diese rufen die körpereigenen Reparaturtrupps auf den Plan, die die winzigen Schäden mit zusätzlichen neuen Proteinen versorgen, damit der Muskel wächst. Aber das braucht Zeit. Daher sind regelmäßige Ruhepausen genauso wichtig wie regelmäßiges Training. Als optimalen Rhythmus empfehlen Sportwissenschaftler, einen Trainingstag mit einem Ruhetag abzuwechseln. Heftiger Muskelkater sollte sich nicht einstellen. Dieser ist ein sicheres Zeichen dafür, dass die Anstrengung zu groß war.

VOR DEM MUSKELAUFBAU

Bevor Sie mit dem Muskelaufbau beginnen, sollten Sie sich darüber klar werden, wie Ihre momentane körperliche Fitness aussieht. Eine ärztliche Untersuchung kann gesundheitliche Risiken ausschließen oder aufdecken, und die realistische Einschätzung der eigenen Fähigkeiten ermöglicht es Ihnen, auf dem richtigen Niveau in die sportlichen Aktivitäten einzusteigen.

1. Zum Gesundheitstest

Eine gründliche körperliche Untersuchung gibt Aufschluss über die individuellen Möglichkeiten zum Muskeltraining. Blutzuckerspiegel, Hormone, Herz und Gefäße sollte man vom Arzt gründlich durchchecken lassen. Bestätigt er, dass alles in Ordnung ist, können Sie bedenkenlos mit dem Training loslegen.

2. Zuerst messen, dann das Training starten

Erst heißt es, den Bauchumfang mit einem Maßband zu messen und das Ergebnis zu notieren. Anschließend können Sie mit einem Training loslegen. Am besten ist es, wenn Sie sich von einem erfahrenen Trainer, zum Beispiel Ihrem Trainer im Fitnessstudio oder einem Personal Trainer, ein für Sie passendes Programm zum Muskelaufbau zusammenstellen lassen und mindestens zweimal pro Woche nach Plan trainieren, häufiger ist besser. Einmal pro Woche wird der Bauchumfang gemessen.

3. Geduldig bleiben

Es ist nicht entscheidend, dass Sie nach zwei Wochen 100 Sit-ups oder 20 Liegestütze schaffen. Wichtig ist, dass Sie beständig dabeibleiben und sich in Geduld üben. Denn nur mit entsprechendem und vor allem kontinuierlichem Training verbessern Sie dauerhaft Ihre Kondition, Fitness und Kraft. Ohne Beharrlichkeit geht es dabei nicht. In den ersten Trainingswochen wird vor allem die Koordination der Muskulatur trainiert. Erst etwa ab der vierten Trainingswoche beginnt der Muskel richtig zu wachsen, ab dem zweiten Monat werden die Erfolge auch sichtbar. Dann ist es Zeit, Komplimente einzusammeln.

EINFACHE ÜBUNGEN FÜR DEN EINSTIEG

Krafttraining ist die beste Methode, systematisch Muskeln aufzubauen. Das Alter spielt dabei nur eine untergeordnete Rolle, denn ein Einstieg ins Krafttraining ist jederzeit möglich. Auch die Mitgliedschaft in einem Fitnessstudio ist dafür kein Muss. Wer sich jedoch bisher wenig oder gar nicht mit Krafttraining beschäftigt hat und sich an das Stemmen von Gewichten noch nicht herantraut, sollte zunächst nur mit dem eigenen Körpergewicht trainieren. Die Trainingswelt bietet sehr einfache, aber effektive Übungen, die für jeden machbar sind und dabei trotzdem die Pfunde purzeln lassen. Dabei genügen bereits ca. 20 Minuten etwa dreimal wöchentlich. Wichtig ist nur, dass der gesamte Körper gefordert wird. Bei der Auswahl der Übungen sollten Sie immer darauf achten, dass sämtliche Muskelgruppen beansprucht werden: Bauch- und Rückenmuskeln, Oberarme, Oberschenkel und Gesäß.

Ab Seite 166 finden Sie Trainingspläne für Einsteiger mit Trainingszeiten zwischen 20 und 40 Minuten. Wenn Sie nach einigen Wochen geübter sind, können Sie sich aus den Übungen auch eigene Trainingspläne zusammenstellen. Wer sich zusätzlich fordern möchte oder schon länger trainiert, kann die Trainingszeit jederzeit erhöhen.

Was Sie für das Training brauchen

Bequeme Kleidung, eine Gymnastikmatte, eventuell ein Handtuch und eine Wasserflasche. Mehr ist nicht notwendig. Achten Sie darauf, dass die Trainingskleidung nicht zu weit ist und bequem sitzt. Am besten ist sogenannte Funktionskleidung, die den Schweiß gut aufnimmt. Im Fitnessstudio wird es nicht gern gesehen, aber zu Hause können Sie barfuß trainieren. So spüren Sie während des Trainings Ihre Füße und kräftigen ganz nebenbei Ihre Fußmuskeln.

AUFWÄRMEN VOR DEM TRAINING

Vor dem Training ist es wichtig, dass Sie sich aufwärmen, damit Ihre Muskeln, Sehnen, Bänder und Gelenke ausreichend auf die kommende Belastung vorbereitet sind. Es genügen dafür schon 5 bis 10 Minuten. Wenn Sie zu Hause bereits mit einem Crosstrainer, einem Ergometer oder sogar einem Laufband ausgestattet sind, umso besser. Das Aufwärmen ist jedoch auch ohne ein solches Gerät möglich. Zahlreiche einfache Ausdauerübungen wie Laufen auf der Stelle, Marschieren oder der klassische Hampelmann sind ebenso effektiv. Diese Übungen eignen sich nicht nur fürs Aufwärmen, Sie finden sie auch in den Trainingsplänen auf den Seiten 166 bis 169. Dadurch profitieren Sie von der gesamten Effektivität des Trainings.

Mit Mobilisationsübungen werden die wichtigsten Gelenke auf das Training eingestimmt. Sie bewegen Ihren Körper quasi von Kopf bis Fuß durch. Führen Sie daher die folgenden fünf Mobilisationsübungen vor jeder Trainingseinheit durch. Dabei wird jede Übung 30 bis 45 Sekunden ausgeführt.

Armkreisen

Einen aufrechten, hüftbreiten Stand einnehmen. Die Arme in einem großen Bogen von vorn nach hinten kreisen.

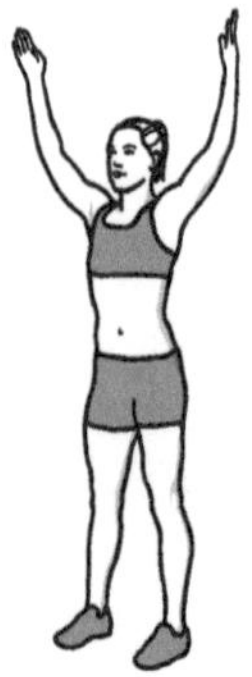

Oberkörperkreisen

1. Einen mehr als schulterbreiten Stand einnehmen. Die Füße sind parallel. Beide Arme über den Kopf strecken. Nun den Oberkörper zur Seite neigen, dann mit gestrecktem Rücken nach vorn kommen und über die andere Seite wieder zurück nach oben große Kreisbewegungen beschreiben.
2. Nach einer Umdrehung jeweils die Richtung wechseln.

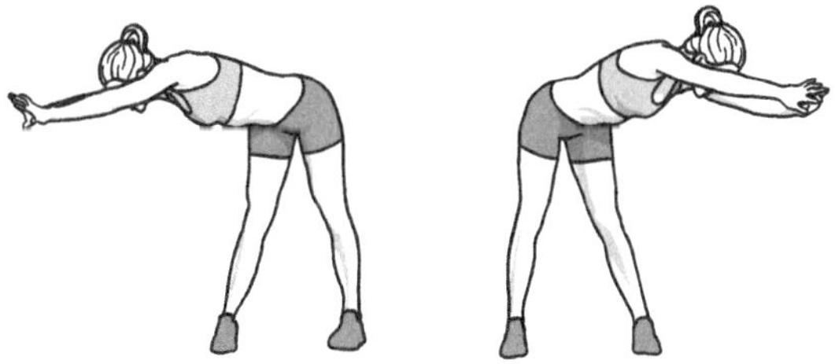

Breite Grätsche mit dynamischem Wechsel

1. Einen breiten Grätschstand einnehmen. Die Füße sind parallel. Die Hände an die Hüften legen. Ein Knie beugen und den Körperschwerpunkt auf die Seite des gebeugten Knies verlagern. Das andere Bein bleibt gestreckt.
2. Im Wechsel das rechte und linke Knie beugen. Die Position jeweils für wenige Sekunden halten. Der Blick bleibt nach vorn gerichtet.

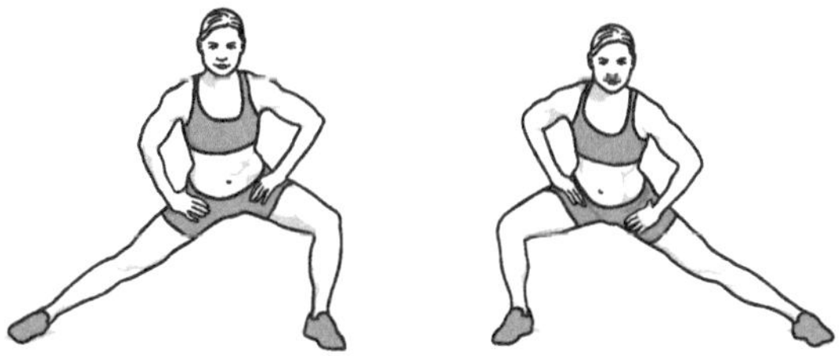

Wirbelsäulenmobilisation im Vierfüßlerstand

1. Einen Vierfüßlerstand einnehmen. Die Hände befinden sich unter den Schultern, die Knie unter den Hüften. Die Füße sind gestreckt. Nun das Kinn Richtung Brust ziehen und das Becken nach hinten oben schieben, sodass der Rücken rund wird. Dabei den Bauchnabel Richtung Wirbelsäule ziehen. Mit den Händen aktiv vom Boden abdrücken.
2. Anschließend die Wirbelsäule wieder strecken, den Bauch nach unten sinken lassen, dabei das Becken nach vorn kippen und das Gesäß nach oben schieben. In dieser Bewegung das Brustbein nach vorn oben schieben und den Kopf anheben. In einem fließenden, langsamen Wechsel die Beugung und Streckung der Wirbelsäule ausführen.

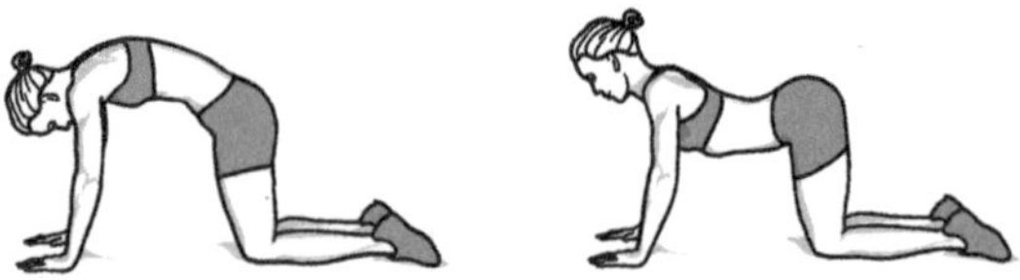

Hüftmobilisation

1. Eine Rückenlage einnehmen. Die Füße schließen und aufstellen. Die Knie befinden sich etwa im rechten Winkel. Die Arme zur Seite ausstrecken, die Handflächen zeigen nach oben.
2. In einer fließenden und langsamen Bewegung die Beine im Wechsel zur rechten und zur linken Seite ablegen.

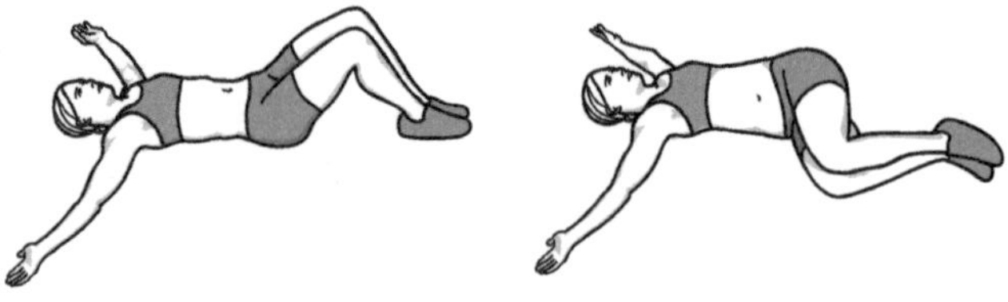

AUSDAUERÜBUNGEN

Seilspringen

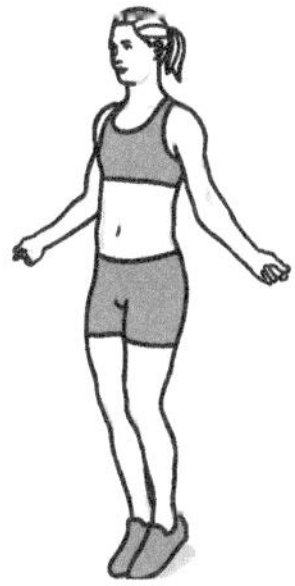

Einen aufrechten, hüftbreiten Stand einnehmen. Die zu Fäusten geballten Hände etwas zur Seite vom Körper weghalten. Die Bewegung des Seilspringens nachahmen. Kleine Sprünge ausführen. Das sanfte Federn erfolgt über die Fußspitzen. Mit den Armen synchron zum Springen Schwung nehmen.

Hampelmann

1. Einen aufrechten, hüftbreiten Stand einnehmen. Die Arme sind seitlich am Körper angelegt.
2. Mit einem Sprung in einen mehr als schulterbreiten Stand werden die Hände über dem Kopf zusammengeführt. Danach wieder zurück in die Ausgangsposition springen.

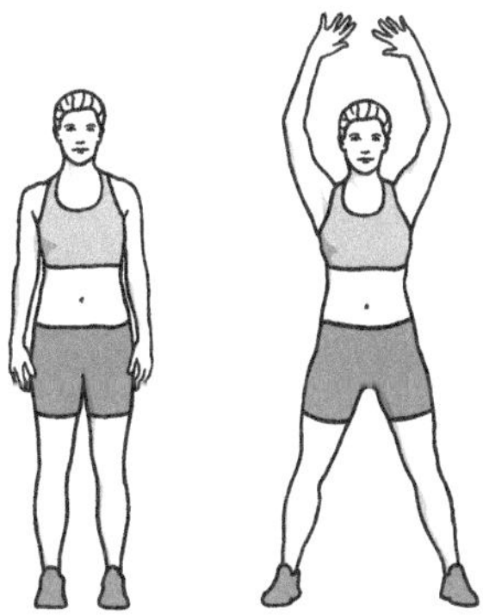

Scherensprung

1. Einen Ausfallschritt einnehmen. Beide Fußspitzen zeigen nach vorn. Die hintere Ferse ist angehoben. Die Knie sind leicht gebeugt.
2. Mit einem Sprung nach oben die Position der Füße wechseln.
3. Dann wieder in einem Ausfallschritt mit leicht gebeugten Knien landen. Die Arme gegengleich mitnehmen.

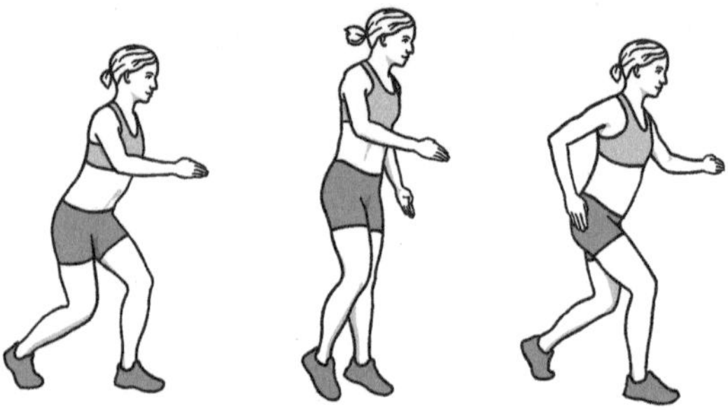

Hohe Wechselsprünge auf der Stelle

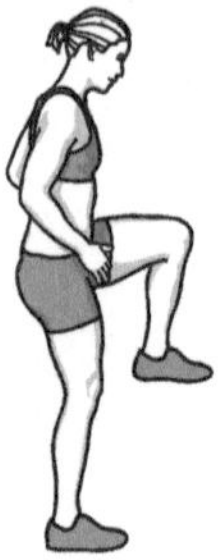

Einen hüftbreiten Stand einnehmen. Die Arme neben dem Körper anwinkeln. Ein Knie so hoch wie möglich anheben. Den Arm auf der gleichen Seite zurückführen. Den gegenüberliegenden Arm nach vorn führen und das Standbein dynamisch vom Boden abdrücken. Beim Springen abwechselnd das rechte und linke Knie mit Kraft nach oben führen und die Arme gegengleich mitnehmen. Der Oberkörper bleibt dabei aufrecht.

Hohe Wechselsprünge mit Überkreuzen

1. Einen hüftbreiten Stand einnehmen. Die Arme neben dem Körper anwinkeln. Ein Knie so hoch wie möglich anheben. Den Arm auf der gleichen Seite zurückführen. Den gegenüberliegenden Arm nach vorn führen. Ellbogen und Knie vor dem Rumpf zusammenführen. Das Standbein dynamisch vom Boden abdrücken.

2. Beim Springen abwechselnd das rechte und linke Knie mit Kraft nach oben führen und mit dem gegenüberliegenden Ellbogen zusammenführen. Zwischen den Seitenwechseln erfolgt jeweils ein kleiner Zwischensprung. Der Oberkörper bleibt dabei aufrecht.

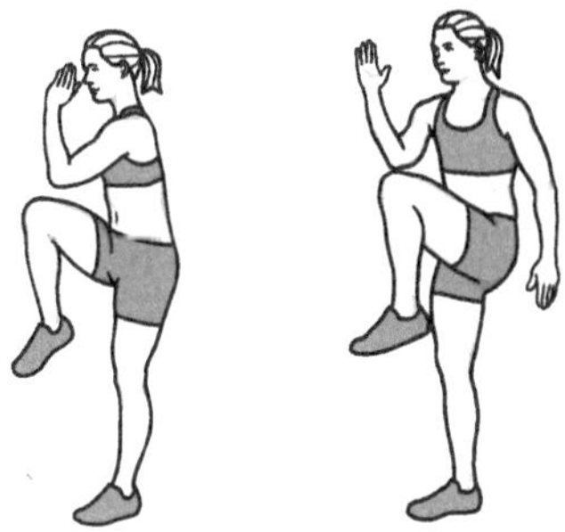

KRAFTÜBUNGEN

Kniebeuge

1. Einen schulterbreiten Stand einnehmen. Die Fußspitzen zeigen nach vorn. Die Arme auf Schulterhöhe nach vorn anheben.
2. Die Knie beugen und das Gesäß weit nach hinten unten schieben. Die Knie bleiben dabei über dem Mittelfuß. Danach wieder in den Stand aufrichten.

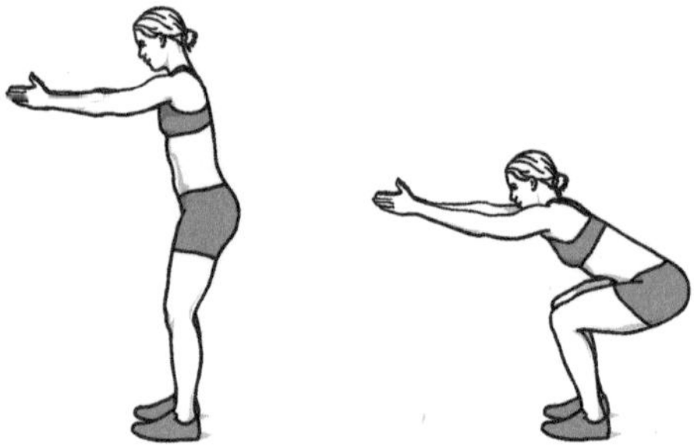

Ausfallschritt

1. Einen Ausfallschritt einnehmen. Dabei die hintere Ferse anheben. Beide Fußspitzen zeigen nach vorn. Die Hände locker in den Hüften abstützen. Der Oberkörper ist aufrecht.
2. Das hintere Knie bis kurz vor Bodenkontakt absenken. Das vordere Knie bleibt über dem Mittelfuß ausgerichtet. Danach wieder nach oben kommen.

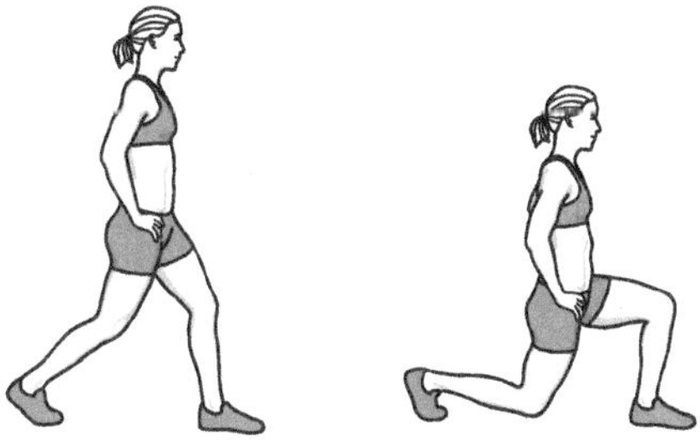

Zweipunktvierfüßler

1. Einen Vierfüßlerstand einnehmen. Die Hände befinden sich dabei unter den Schultern, die Knie unter den Hüften. Den Bauchnabel leicht zur Wirbelsäule ziehen, damit die Körpermitte stabil ist.
2. Den rechten Arm und das linke Bein wegstrecken. Das Becken bleibt parallel zum Boden ausgerichtet. Die Position halten.

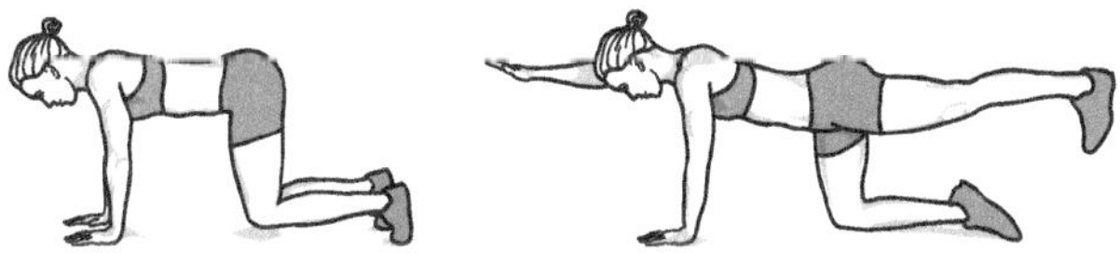

Liegestütz mit abgelegten Knien

1. Eine kniende Stützposition einnehmen, bei der sich die Hände unter den Schultern befinden. Die Füße sind verschränkt. Knie-, Hüft- und Schultergelenke befinden sich in einer Linie. Den Bauchnabel leicht zur Wirbelsäule ziehen, damit das Becken nicht durchhängt und die Körpermitte stabil bleibt.
2. Die Ellbogen beugen und den Oberkörper absenken. Die Ellbogen bleiben dabei eng am Körper und zeigen nach hinten. Danach den Oberkörper wieder nach oben drücken.

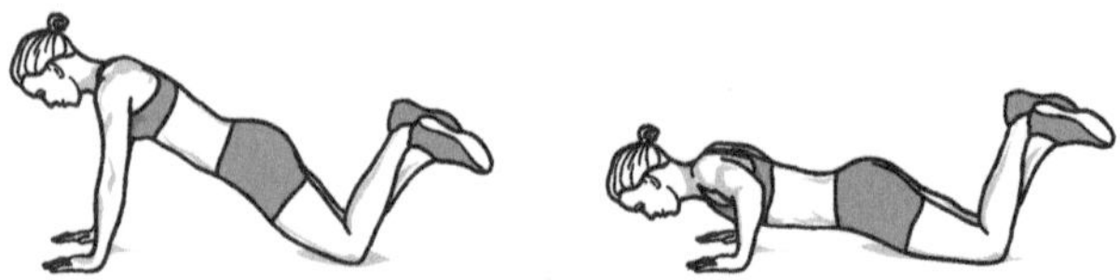

Armheben aus der Bauchlage

1. Eine Bauchlage einnehmen, die Fußspitzen aufstellen und die Arme zur Seite strecken. Die Arme sowie der Kopf sind leicht angehoben. Die Handflächen zeigen nach unten. Die Rumpfmuskeln anspannen.
2. Die Arme nach oben anheben. Dabei die Schulterblätter im Rücken bewusst zueinanderziehen. Dann die Arme wieder bis kurz vor Bodenkontakt absenken. Der Blick bleibt während der gesamten Bewegungsausführung auf den Boden gerichtet. Der Nacken ist lang.

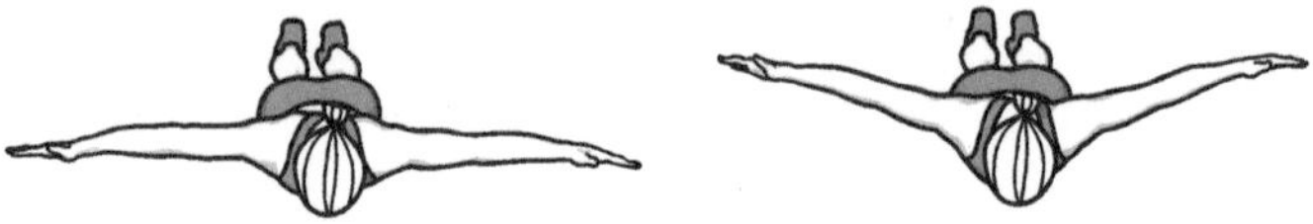

Seitstütz mit abgelegten Knien

Einen Seitstütz mit abgelegten Knien einnehmen. Die Knie befinden sich etwa im rechten Winkel. Der Ellbogen des stützenden Arms ist direkt unter der Schulter positioniert, der Unterarm zeigt gerade nach vorn. Die freie Hand locker an die Hüfte legen. Das Becken nach oben schieben und die Position halten.

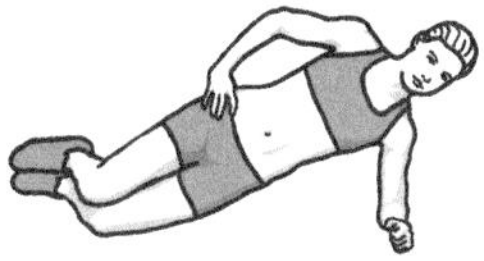

Crunch

1. Eine Rückenlage einnehmen. Die Fersen auf dem Boden aufstellen, sodass sich die Knie etwa im rechten Winkel befinden. Die Arme seitlich am Körper knapp über dem Boden angehoben halten. Die Handflächen zeigen dabei nach vorn. Den Kopf etwas anheben. Das Kinn dabei in Richtung Brustbein ziehen. Die Bauchmuskeln anspannen.
2. Mit den Händen eine gedachte Wand nach vorn wegschieben. Dabei Wirbel für Wirbel nach oben aufrollen. Danach langsam wieder abrollen, ohne den Kopf abzulegen.

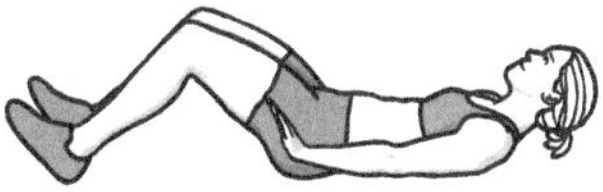

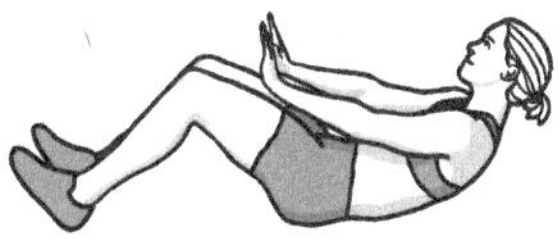

Käfer

1. Eine Rückenlage einnehmen. Ein Bein strecken, das andere angewinkelt nach oben nehmen. Auf der Seite des gestreckten Beins den Arm nach vorn strecken und mit der Handfläche den Oberschenkel des angewinkelten Beins berühren. Auf der gegenüberliegenden Seite den Arm nach hinten über den Kopf strecken. Arme und Beine sind vom Boden angehoben. Dabei die Lendenwirbelsäule fest in den Boden drücken, damit kein Hohlkreuz entsteht. Den Kopf anheben und das Kinn in Richtung Brustbein ziehen.
2. In einer fließenden Bewegung gleichzeitig die Arm- und Beinstellung wechseln, ohne Arme und Beine abzulegen.

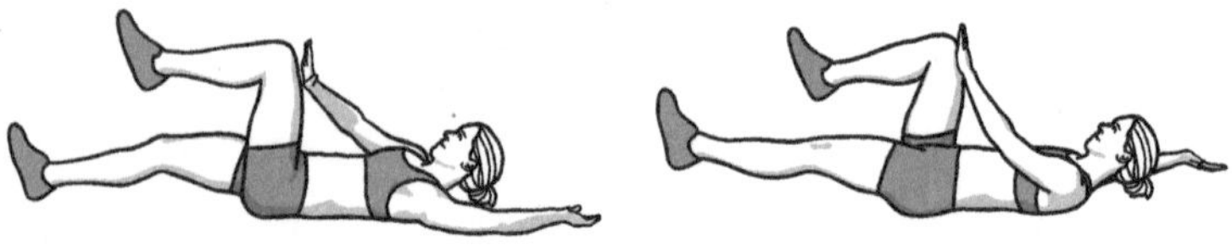

Diagonaler Crunch

1. Eine Rückenlage einnehmen. Beide Beine rechtwinklig gebeugt anheben, sodass die Unterschenkel in der Waagrechten sind. Den Kopf etwas vom Boden anheben und die Fingerspitzen an die Schläfen legen, die Ellbogen zeigen nach außen.
2. Im dynamischen Wechsel eine Schulter anheben und den Ellbogen jeweils zum gegenüberliegenden Knie führen.

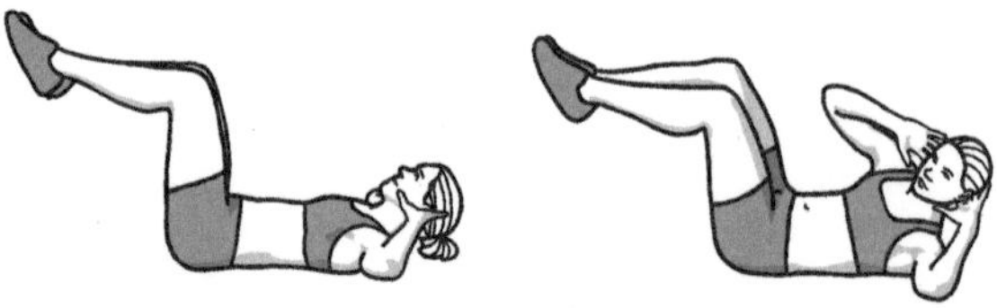

Beckenheben

1. Eine Rückenlage mit aufgestellten Füßen einnehmen. Die Arme seitlich neben dem Körper mit den Handflächen nach unten ablegen.
2. Das Becken durch die Kraft der Gesäßmuskeln so weit wie möglich nach oben schieben, bis Oberkörper und Oberschenkel eine Linie bilden. Dann Wirbel für Wirbel den Rücken bis kurz vor Bodenkontakt wieder absenken.

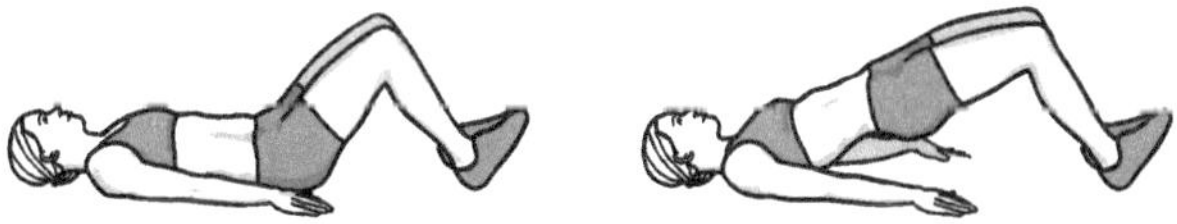

TRAININGSPLÄNE FÜR EINSTEIGER

Ganzkörpertraining 1 – Trainingsdauer: ca. 20 Minuten

	Übungen	Wieder-holungen/ Belastungszeit	Pause in Sek. zwischen jeder Übung	Sätze	Seite
1	Kniebeuge	15 Wdh.	20	3	160
2	Zweipunktvier-füßler	30 Sek. pro Seite	20	3	161
3	Seitstütz mit abgelegten Knien	30 Sek. pro Seite	20	3	163
4	Armheben aus der Bauchlage	15 Wdh.	20	3	162
5	Ausfallschritt	15 Wdh. pro Seite	20	3	161
6	Liegestütz mit abgelegten Knien	15 Wdh.	20	3	162

Ganzkörpertraining 2 – Trainingsdauer: ca. 20 Minuten

	Übungen	Wieder-holungen/ Belastungszeit	Pause in Sek. zwischen jeder Übung	Sätze	Seite
1	Seilspringen	30 Sek.	20	3	157
2	Kniebeuge	15 Wdh.	20	3	160
3	Ausfallschritt	15 Wdh. pro Seite	20	3	161
4	Armheben aus der Bauchlage	15 Wdh..	20	3	162
5	Crunch	15 Wdh.	20	3	163
6	Liegestütz mit abgelegten Knien	15 Wdh.	20	3	162

Ganzkörpertraining 3 – Trainingsdauer: ca. 20 Minuten

	Übungen	Wieder-holungen/ Belastungszeit	Pause in Sek. zwischen jeder Übung	Sätze	Seite
1	Hampelmann	30 Sek.	20	3	157
2	Zweipunkt-vierfüßler	30 Sek. pro Seite	20	3	161
3	Beckenheben	15 Wdh.	20	3	165
4	Seitstütz mit abgelegten Knien	30 Sek. pro Seite	20	3	163
5	Hohe Wechselsprünge auf der Stelle	30 Sek.	20	3	158
6	Crunch	15 Wdh.	20	3	163

Ganzkörpertraining 4 – Trainingsdauer: ca. 20 Minuten

	Übungen	Wieder-holungen/ Belastungszeit	Pause in Sek. zwischen jeder Übung	Sätze	Seite
1	Scherensprung	30 Sek.	20	3	158
2	Ausfallschritt	15 Wdh. pro Seite	20	3	161
3	Kniebeuge	15 Wdh.	20	3	160
4	Käfer	30 Sek.	20	3	164
5	Hohe Wechselsprünge mit Überkreuzen	30 Sek.	20	3	159
6	Diagonaler Crunch	15 Wdh. pro Seite	20	3	164

Ganzkörpertraining 5 – Trainingsdauer: ca. 30 Minuten

	Übungen	Wieder-holungen/ Belastungszeit	Pause in Sek. zwischen jeder Übung	Sätze	Seite
1	Hohe Wechselsprünge mit Überkreuzen	30 Sek.	20	3	159
2	Crunch	15 Wdh.	20	3	163
3	Armheben aus der Bauchlage	15 Wdh.	20	3	162
4	Scherensprung	30 Sek.	20	3	158
5	Seitstütz mit abgelegten Knien	30 Sek. pro Seite	20	3	163
6	Käfer	30 Sek.	20	3	164
7	Zweipunkt-vierfüßler	30 Sek. pro Seite	20	3	161
8	Ausfallschritt	15 Wdh. pro Seite	20	3	161

Ganzkörpertraining 6 – Trainingsdauer: ca. 40 Minuten

	Übungen	Wieder-holungen/ Belastungszeit	Pause in Sek. zwischen jeder Übung	Sätze	Seite
1	Hampelmann	30 Sek.	20	3	157
2	Kniebeuge	15 Wdh.	20	3	160
3	Liegestütz mit abgelegten Knien	15 Wdh.	20	3	162
4	Zweipunkt-vierfüßler	30 Sek. pro Seite	20	3	161
5	Scherensprung	30 Sek.	20	3	158
6	Armheben aus der Bauchlage	15 Wdh.	20	3	162
7	Seitstütz mit abgelegten Knien	30 Sek. pro Seite	20	3	163
8	Diagonaler Crunch	15 Wdh. pro Seite	20	3	164
9	Beckenheben	15 Wdh.	20	3	165
10	Seilspringen	30 Sek.	20	3	157

UND SO GEHT ES WEITER

Sicher haben Sie es gemerkt: Bei der 1-Tages-Diät geht es nicht nur ums Abnehmen, sondern auch um ein gutes, aktives Leben und um das Hinauszögern oder gar Vermeiden von chronischen Erkrankungen. Aber wie schaffen Sie es, die Freude am neuen Lebensstil auf Dauer zu genießen? Wie schaffen Sie es, sich gegen Stress abzuschirmen und immer wieder den Kurs zu korrigieren, wenn der Alltag es erfordert? Am Anfang hilft vor allem die Freude am Erfolg: Wieder ein Kilo weg, hurra! Die alten Hosen schlottern und die Taille kommt wieder zum Vorschein – ein tolles Gefühl! Aber wann ist es genug? Wann beginnt das Leben nach dem Abnehmen?

Das Wohlfühlgewicht ist erreicht

Sie haben kontinuierlich abgenommen, aber seit einiger Zeit bleibt der Zeiger auf der Waage konstant auf derselben Zahl stehen? Dann ist es Zeit, sich über das Erreichte zu freuen, denn vermutlich haben Sie Ihr Zielgewicht bereits erreicht. Weil Sie gleichzeitig Fettpolster verloren und Muskeln aufgebaut haben, die mehr wiegen als Fett, täuscht die Anzeige der Waage oft über das tatsächlich Erreichte hinweg. Ab jetzt heißt es: dranbleiben! Wer es ohne extreme zusätzliche Anstrengung schafft, das neue Gewicht über längere Zeit zu halten, kann sehr stolz auf sich sein. Stellen Sie sich vor den Spiegel, bewundern Sie Ihr neues Ich und gratulieren Sie sich. Gönnen Sie sich eine Shoppingtour, leisten Sie sich ein neues Outfit und genießen Sie die Komplimente von Freunden und Familienmitgliedern. Garantiert ist auch Ihr Selbstbewusstsein gestiegen, und eine gesunde Einstellung zu Ihrem Körpergewicht sichert das dauerhafte Gelingen.

Weiterhin Esspausen einlegen

Wer drei feste Mahlzeiten pro Tag ohne Snacks und Knabbereien zwischendurch und eine lange nächtliche Kalorienpause auf Dauer einplant, wird so schnell nicht wieder zunehmen. Wenn die Lieblingshose doch wieder in der Taille kneift oder die Waage ein oder zwei Kilo mehr anzeigt, beginnen Sie einfach wieder mit der 1-Tages-Diät nach dem gewohnten Konzept und überprüfen, ob Sie genügend Sport und Alltagsbewegung eingeplant haben. Auch wenn Ihnen nach Monaten oder gar Jahren die »schlanken« Gewohnheiten in Fleisch und Blut übergegangen sind, heißt es: Bleiben Sie aufmerksam, steigen Sie weiterhin regelmäßig auf die Waage oder messen Sie Ihren Bauchumfang.

Eine klare Entscheidung hilft beim Durchhalten

Wer einmal einen festen Vorsatz gefasst hat und voll dahintersteht, dem fällt es mit jedem Tag leichter dabeizubleiben – ganz einfach, weil sich das bereits gewohnte Verhalten einen »Trampelpfad« im Kopf gebahnt hat. Steht der Entschluss unverrückbar fest, wissen die grauen Zellen nach einiger Zeit, wo es langgehen soll. Bei jedem Fastentag bildet sich das vertraute Gefühl der Gewohnheit stärker heraus. Haben Sie sich ernsthaft auf den Wohlfühlweg der 1-Tages-Diät begeben, empfinden Sie den gesunden Hunger nach einer Esspause und das angenehm erschöpfte Gefühl nach einer Sporteinheit als zutiefst befriedigend. Bleiben Sie dabei und hadern Sie nicht täglich mit sich selbst, ob Sie zum Sport gehen oder die Esspausen einhalten sollen. Tun Sie es einfach – ohne Wenn und Aber. Es macht unglücklich, eigene Entscheidungen ständig infrage zu stellen. Sagen Sie sich jeden Tag klar und deutlich: »Ich habe mich entschieden, das ist mein Weg.«

ÜBER DIE AUTORIN

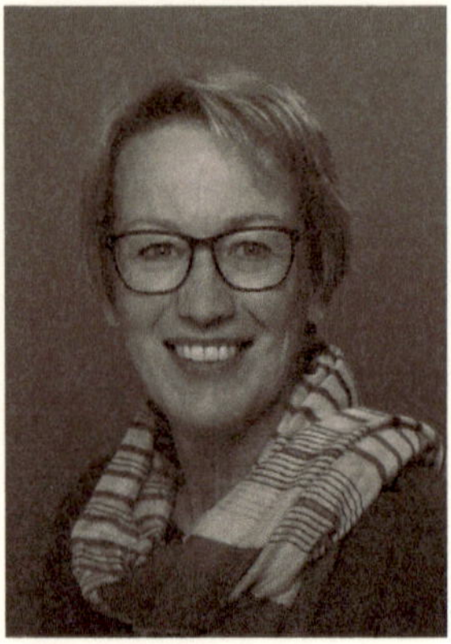

© Annette Wiechmann

Astrid Büscher hat Ernährungswissenschaften studiert und zahlreiche Kochbücher zu den unterschiedlichsten Themen veröffentlicht, unter anderem zu Diabetes, Laktoseintoleranz oder auch zu Smoothies. Sie schreibt für führende Zeitschriften, Internetportale und Ratgeberverlage. Nun erscheint ihr erster Ratgeber zum Thema Diät beim riva Verlag. Darin gibt sie all ihr Expertenwissen rund um die gesunde Ernährung während des Abnehmens weiter.

SACHREGISTER

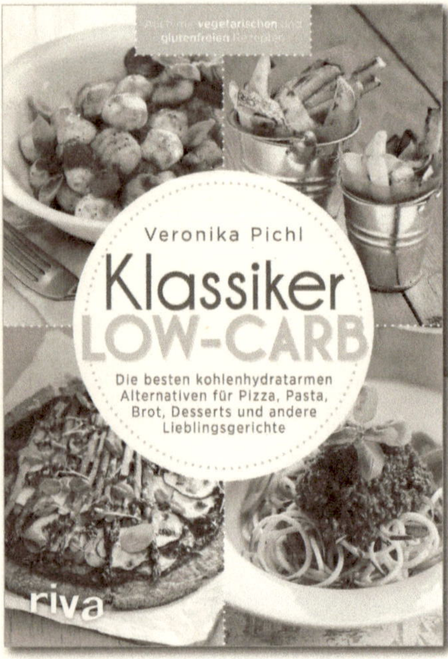

Auch als **E-Book** erhältlich

144 Seiten
9,99 € (D) | 10,30 € (A)
ISBN 978-3-74230-130-7

Veronika Pichl

Klassiker Low-Carb

Die besten kohlenhydratarmen Alternativen für Pizza, Pasta, Brot, Desserts und andere Lieblingsgerichte

Pizza, Pasta, Brot und Desserts in Low-Carb? Das geht! Die kohlenhydratarmen Alternativen schmecken lecker, lassen den Blutzuckerspiegel nur leicht ansteigen und helfen Ihnen so, Gewicht zu verlieren. In diesem Buch finden Sie Low-Carb-Varianten zahlreicher Küchenklassiker: Müsli aus Nüssen und Kokosflocken, Pizzaböden aus Thunfisch oder Blumenkohl, Brot und Brötchen mit Kokos- oder Mandelmehl, Gemüsepommes, Snacks sowie Süßigkeiten und Desserts, bei denen Weizenmehl und Industriezucker durch Nussmehle oder andere Alternativen ersetzt werden. Mit diesen Rezepten können Sie Ihre kohlenhydratreichen Lieblingsgerichte auch in Low-Carb genießen! Auch mit vegetarischen und glutenfreien Rezepten.

riva

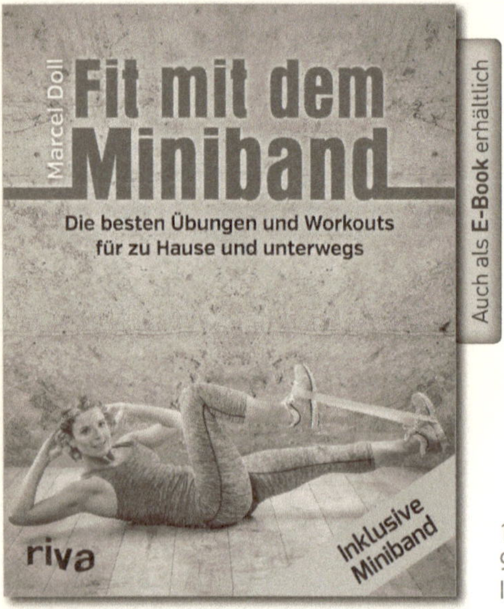

144 Seiten
9,99 € (D) | 10,30 € (A)
ISBN 978-3-74230-130-7

Marcel Doll

Fit mit dem Miniband

Die besten Übungen und Workouts für zu Hause und unterwegs

Das Miniband – obwohl schon lange bekannt – findet immer öfter den Weg in unterschiedliche Trainingsbereiche, vom Krafttraining über Functional Training bis in die Physiotherapie und Rehabilitation. Auch die deutsche Fußballnationalmannschaft trainiert damit. Das Band ist klein und leicht, ein Training damit überall und jederzeit möglich. Es ist in verschiedenen Stärken erhältlich, sodass der Trainingswiderstand leicht variiert werden kann. Minibänder sind deshalb für alle Altersgruppen und Trainierenden vom Einsteiger bis zum Fortgeschrittenen sehr gut geeignet. Dieses erste Buch zum Training mit dem Miniband bietet 116 bebilderte Übungen verschiedener Intensitätsstufen für alle Körperbereiche und Zielgruppen inklusive Mobilisations-, Ausdauer- und Dehnübungen. Zusätzlich sind bebilderte Trainingspläne für unterschiedliche Trainingsschwerpunkte, Sportarten und für Rehabilitationszwecke enthalten.

riva